AF458086

Dr Maurice HEPP

ANCIEN INTERNE DES HOPITAUX DE PARIS

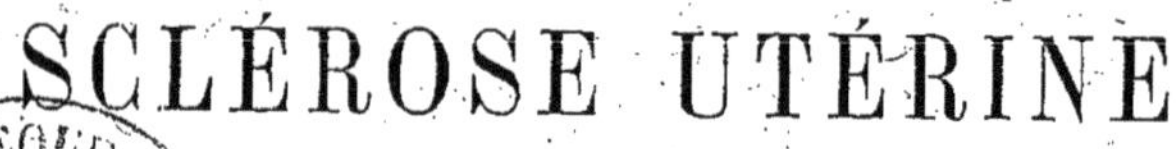

SCLÉROSE UTÉRINE

ET

MÉTRITES CHRONIQUES

« Ne voir que l'infection, c'est se condamner
« à une étroitesse de vue qui empêche de com-
« prendre bien des accidents morbides et de
« les conjurer. »

BOUCHARD.

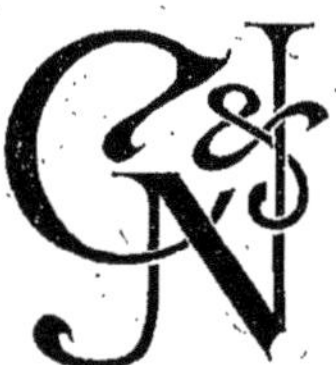

PARIS

GEORGES CARRE ET C. NAUD, ÉDITEURS

3, RUE RACINE, 3

1899

Dr Maurice HEPP
ANCIEN INTERNE DES HOPITAUX DE PARIS

SCLÉROSE UTÉRINE

ET

MÉTRITES CHRONIQUES

« Ne voir que l'infection, c'est se condamner
« à une étroitesse de vue qui empêche de com-
« prendre bien des accidents morbides et de
« les conjurer. »

BOUCHARD.

PARIS
GEORGES CARRE ET C. NAUD, ÉDITEURS
3, RUE RACINE, 3

1899

A MONSIEUR LE DOCTEUR RICHELOT

CHIRURGIEN DE L'HOPITAL SAINT-LOUIS
PROFESSEUR AGRÉGÉ A LA FACULTÉ DE MÉDECINE
MEMBRE DE L'ACADÉMIE DE MÉDECINE
CHEVALIER DE LA LÉGION D'HONNEUR

A MON PRÉSIDENT DE THÈSE

MONSIEUR LE PROFESSEUR PAUL BERGER

CHIRURGIEN DE LA PITIÉ
MEMBRE DE L'ACADÉMIE DE MÉDECINE
CHEVALIER DE LA LÉGION D'HONNEUR

AVANT-PROPOS

A mesure que le progrès de nos études médicales nous a permis de voir et de comparer entre elles plus de malades gynécologiques, avec un esprit critique plus averti, nous avons été frappé d'une multitude de différences et de contradictions entre les faits et la théorie.

La classification enseignée et apprise nous a paru mal contenir dans son cadre une série nombreuse de malades qui souffrent de l'utérus ; l'échec évident, à l'égard de ces malades, des procédés opératoires usuels employés pour d'autres avec succès, nous a confirmé dans l'impression première que tout n'était pas dit sur les métrites et sur les affections qui empruntent leur physionomie.

L'année d'internat, si précieuse à divers titres, que nous avons passée dans le service de notre maître, le Dr RICHELOT, a précisé et complété les notions éparses et flottantes de notre observation personnelle.

Grâce à son enseignement, grâce aux résultats de sa pratique journalière que nous avons pu suivre de près, la conviction s'est faite en nous qu'il importait d'élever en face des types connus et bien décrits des métrites chroniques, le type de la sclérose utérine dystrophique qui, par certains points confine à elles, par beaucoup s'en écarte assez pour mériter une individualité complète.

C'est ce type que, suivant les conceptions de notre maître, nous voudrions ébaucher ici.

Bien des éléments nous font défaut pour en produire une figure parfaite : ceux que nous possédons nous paraissent suffisants pour attirer sur notre essai la critique et les travaux qui perfectionneront notre description. En commençant ce travail qui couronne nos études médicales, notre pensée se reporte vers ceux qui les ont guidées.

Depuis le temps lointain déjà où nous puisions dans les enseignements des P^rs Damaschino et Ball, à l'hôpital Laënnec, les premiers rudiments de l'auscultation et de la terminologie médicale, notre libre choix et le hasard nous ont donné de nombreux chefs,

Il n'est aucun d'eux qui ne nous ait laissé un souvenir affectueux et reconnaissant ; nous renonçons à trouver, pour chacun d'eux, le mot qui traduirait notre sentiment. Que tous ceux dont le nom est inscrit en tête de ce travail, consentent à accepter, ici, l'hommage de notre gratitude respectueuse et dévouée.

Que nos maîtres qui ont bien voulu, durant nos années d'internat, nous accorder le privilège de les seconder, de recueillir le fruit, de surprendre le secret de leurs réflexions et de leur expérience, que MM. Babinski, Œttinger, Descroizilles, Gérard Marchant, Marchand, Picqué, Humbert, Schwartz et Richelot, nous permettent de leur exprimer les sentiments d'affection réelle et profonde qui se sont développés en nous, à leur égard, dans un quotidien commerce de pensées. A quelques-uns d'entre eux qui, en dehors du service hospitalier, ont bien voulu nous témoigner un intérêt particulier, nous devrions exprimer une reconnaissance plus vive. Une pudeur nous retient de le faire ici. Ils savent le sentiment intime de notre cœur ; nous aurions quelque gêne à le publier.

Nous ne savons quels termes employer pour remercier M. le Pr Cornil des instants précieux qu'il nous a si gracieusement accordés pour nous édifier sur certains points d'histologie pathologique que fixe la planche annexée à notre travail.

Cette planche est l'œuvre de M. Karmanski qui nous a aimablement prêté le secours de son grand talent : nous tenons à inscrire ici son nom.

M. le Pr Berger nous fait l'honneur d'accepter la présidence de cette thèse. Nous le supplions d'agréer l'expression de notre très respectueuse gratitude.

EXPOSÉ DES MOTIFS

> Beaucoup des engorgements de la matrice qu'on regarde comme inflammatoires ne possèdent rien d'inflammatoire, dans le sens précis du mot. Ce sont des désordres de la nutrition, comme on en voit se former dans d'autres organes, à la suite d'une hyperémie veineuse de longue durée.
>
> (SCANZONI).

Parmi le chaos des affections utérines qui ne rentrent ni dans la classe des positions vicieuses, ni dans celle des néoplasmes, on a trié et décrit jusqu'ici quelques types précis de métrites, c'est-à-dire d'inflammations microbiennes de l'utérus.

A ces types on s'est efforcé de ramener et d'assimiler la série des lésions utérines de toute sorte que caractérisent un ou plusieurs symptômes analogues : la douleur, la métrorragie, l'hypertrophie du col ou du corps utérin.

L'étude attentive des faits semble démontrer qu'on a été trop vite et trop loin dans cette œuvre de généralisation simplificatrice.

En comparaison de la division extrême, parcellaire et confuse qu'adoptaient les anciens auteurs pour la description des maladies de la matrice, de prime abord l'esprit est satisfait du tableau d'ensemble qu'offrent les traités de gynécologie modernes.

Un examen réfléchi des traités les plus catégoriques dans le sens de la doctrine unitaire désenchante déjà le lecteur.

La doctrine d'abord paraît belle :

L'infection est à l'origine de tous les troubles utérins, infection ascendante d'origine puerpérale ou blennorragique ; infection sanguine générale ou d'origine intestinale. Cette infection est aiguë, puis chronique ou chronique d'emblée.

La différence des symptômes utérins, dans les variétés de métrite, tient tout entière dans l'espèce, dans la localisation et dans la marche de l'agent infectieux.

Ici métrite muqueuse, catarrhale si elle atteint les glandes, hémorragique si elle crée des fongosités ; là métrite parenchymateuse, du corps, du col, de l'organe entier, Quoi de plus simple ! Quoi de plus philosophiquement acceptable ?

Oui, mais sous l'affirmation absolue, percent immédiatement les contradictions des cas individuels.

Tantôt c'est la constatation d'un état antérieur aigu qui fait défaut, tantôt c'est l'occasion, tantôt l'agent, tantôt les lésions histologiques caractéristiques de l'infection qui échappent à toute recherche.

Pour admettre les conclusions absolues fondées sur des prémisses aussi flottantes, il ne faut rien moins qu'un acte de foi.

L'acte de foi accompli, lorsque des livres on passe à l'examen clinique, la théorie apparaît infidèle ; de toutes parts, les faits viennent s'inscrire en faux contre elle.

Qu'est devenue, par exemple, depuis beaucoup d'années déjà, la métrite hémorragique ? Quel gynécologue croit encore qu'elle est toujours l'expression clinique de la métrite fongueuse ? Quel opérateur prétend encore avec la seule curette rester maître de toutes les hémorragies ?

Le procès de cette entité morbide primitive est instruit déjà . il conclut à sa dissociation et le type de la métrite parenchymateuse est en train de subir le même sort.

Si les objections naissent de la théorie, elles naissent donc aussi, beaucoup plus puissantes encore, de la clinique, de l'expérimentation opératoire qui de toutes parts se poursuit. La généralisation était trop hâtive, fondée sur une observation fruste et instantanée des symptômes, sur la seule constatation du syndrome utérin.

Il convient de revenir à plus de rigueur, à plus de probité scientifique, dussions-nous laisser dans une classe d'attente, encore mal éclairée, une série des affections qu'on range avec les métrites.

Une telle façon de faire peut paraître rétrograde : elle encourage au contraire la réflexion et la recherche d'où peu naître le progrès.

Pour faire d'un trouble utérin indéterminé une métrite, c'est-à-dire une inflammation microbienne de l'utérus, il nous faut être plus sévère ; nous devons déterminer le lieu, le moment, le mode de l'infection, la présence et la nature de l'agent infectieux, les lésions de nature infectieuse et, provisoirement, toute affection qui ne répondra pas à quelques-unes au moins de ces conditions ne devra pas être classée avec les métrites.

Pierre Delbet, dans la consciencieuse étude qu'il a faite des métrites dans le Traité de chirurgie (t. VIII, p. 389), a exprimé, à ce sujet, une sorte d'aveu nullement déguisé que nous désirons invoquer au seuil même de cette thèse.

Après avoir impartialement rapporté toutes les constatations anatomopathologiques et bactériologiques faites sur les utérus atteints de métrite, sans chercher à dissimuler les faits contraires à la théorie de l'infection, il est contraint de convenir que beaucoup de choses restent obscures lorsqu'on veut restreindre à l'infection la pathogénie des lésions utérines.

« Faut-il conclure, dit-il, que les altérations pathologiques « non néoplasiques de la muqueuse utérine peuvent se produire « en dehors de toute influence microbienne et sont dues à des « troubles nutritifs d'ordre vasculaire ou nerveux ? Cela paraît « fort possible, si l'on songe que ces altérations se rencontrent, « d'une manière à peu près constante, dans les cas de cancer, de « fibromyomes, et qu'elles sont parfois déterminées par des ma- « ladies non infectieuses des ovaires.

« En faveur de cette hypothèse serait encore ce fait, bien dé- « montré aujourd'hui, que certains allongements hypertrophi-

« ques du col, qu'on tend à considérer comme le résultat de la « métrite parenchymateuse et comme ayant, par conséquent, « une origine inflammatoire, rétrocèdent sous la seule influence « du redressement de l'utérus. Mais on n'est pas en droit de « conclure que les métrites vulgaires sont dues à des troubles « de cette nature ».

De telles réflexions surgissant, pour ainsi dire, spontanément de l'étude des faits, dans l'esprit d'un partisan de la doctrine infectieuse des maladies utérines légitiment, en quelque sorte, une tendance dissidente.

De l'aveu même des édificateurs de la métrite infectieuse, certains cas d'affections utérines leur échappent. Il est donc permis de reprendre l'étude de ces cas, de chercher à les grouper sous une autre rubrique que celle de métrites.

M. Delbet nous indique, pour ainsi dire, la voie à suivre ; il constate que dans ces pseudométrites on trouve les mêmes lésions que dans le fibrome et dans le cancer, que dans les lésions non infectieuses des ovaires ; il parle de troubles vasculaires et nerveux, il note la parenté de ces pseudométrites avec l'hypertrophie du col et les déviations utérines.

Une même cause générale ne domine-t-elle pas tous ces troubles ?

Rechercher cette cause, grouper dans un même système ces faits voisins, réfractaires en quelque sorte à la théorie de l'infection, c'est précisément l'objet de notre travail.

Nous voudrions montrer d'abord ce qui distingue ces lésions utérines de celles des métrites proprement dites, établir l'unité des conditions étiologiques des affections où on les rencontre, dresser le tableau synthétique de leurs aspects cliniques, dévoiler enfin le lien intime qui semble les rattacher à une dystrophie générale, cause première ou simplement prédisposante de leur éclosion.

Nous ne nous dissimulons pas ce qu'un tel travail présentera, tout d'abord, d'hypothétique ; en dehors de l'infection nos déductions de physiologie pathologique ont toujours ce caractère ; ce qu'on bâtit sur elles est fragile.

Qu'importe, s'il résulte de l'exposé de nos idées une façon nouvelle et plus juste d'envisager le traitement des malades dont nous ébauchons l'histoire.

Nous avons le droit d'acheter ce bénéfice réel au prix d'une hypothèse,

On nous accusera de tailler trop hardiment dans le domaine de l'infection.

Nous nous défendrons très simplement contre un tel reproche : nous l'avons enconru de parti pris, dans le seul dessein de tenter l'histoire d'un groupe naturel dont les modalités sont traitées actuellement d'exception.

Si on démontre, plus tard, par les examens raisonnés, par l'étude, que l'infection prend plus de part aux lésions que nous ne lui en avons laissée, nous n'aurons aucune peine à nous incliner ; heureux seulement si nous avons pu contribuer à ranger diverses affections mal connues sous une étiquette commune dont on changera la suscription.

BACTÉRIOLOGIE

« Je repousse hors du cadre de la métrite
« tous les troubles utérins passagers ou
« durables, dans lesquels je ne trouve pas
« à l'origine, l'élément microbien. »

(DOLÉRIS).

Avant d'entreprendre ce travail, au moment où nos idées se précisaient, un scrupule nous est venu : la bactériologie n'allait-elle pas donner à notre conception d'une catégorie d'affections utérines non infectieuses le plus formel démenti ?

Il nous a suffi de prendre directement connaissance des travaux relatifs à la bactériologie utérine pour nous rassurer. Dans nombre de cas, dans ceux précisément qui nous occupent, c'est-à-dire dans les pseudo-métrites chroniques non précédées d'un état inflammatoire aigu franc, dans les fibromes, les constatations bactériologiques ont été négatives pour l'immense majorité des cas. Il y a mieux, les travaux les plus récents et les plus complets sur l'infection utérine paraissent conclure que, dans certaines circonstances, celles précisément que nous envisageons, celles où l'infection puerpérale et l'infection gonococcique doivent être éliminées, l'infection utérine est impossible.

Nous voilà donc à l'abri du reproche principal que nous craignions d'encourir. Nous voulons montrer ici sous le couvert de quelles autorités et de quels faits nous nous plaçons.

Il y a quelques années, la notion de l'infection en pathologie utérine était dominante à ce point qu'on acceptait à l'appui de cette manière de voir, sans aucune espèce d'esprit critique, tous les faits en apparence favorables.

Une constatation bactériologique succincte et douteuse était tenue pour valable ; pour s'en convaincre il suffit de lire le chapitre consacré à la bactériologie des métrites dans le traité de gynécologie de Pozzi, il suffit de lire la thèse de Péreire.

Les recherches qu'on tenait pour bonnes étaient de l'espèce de celles de Brandt, qui sur 25 cas de métrite, examinées par lui, obtenait, dans 22 cas, des cultures avec le mucus de la cavité utérine.

Il se servait, il est vrai, pour recueillir ce mucus d'un fil de platine qu'il passait à travers une cavité cervicale simplement aseptisée en la frottant, préalablement, avec un tampon d'ouate imbibé d'une solution antiseptique et enroulé autour d'une sonde, il constatait, il est vrai, simplement, dans ses cultures, des staphylocoques (7 fois) et d'autres microbes indéterminés, dont la valeur pathogène était douteuse. Peu lui importaient les fautes de technique, peu la nature des microbes constatés, il portait tous ses résultats positifs à l'actif de l'origine infectieuse des métrites.

Appuyés sur les faits précis d'infection streptococcique et gonococcique, les auteurs raisonnaient par analogie pour justifier l'origine infectieuse des cas douteux ; des constatations comme celles de Brandt leur servaient d'argument pour déclarer que tout état morbide de l'utérus était le produit de l'action microbienne, et ils édifiaient ainsi une belle classification théorique.

Cette classification admettait deux catégories de métrites : les métrites par hétéro-infection, par infection gonococcique ou streptococcique et les métrites par auto-infection, provoquées soi-disant par les germes de la cavité vaginale et même de l'intestin. Ainsi se justifiaient les métrites des vierges, les soi-disant métrites des utérus fibromateux, tous les états pathologiques de l'utérus, dans la genèse desquels, ni l'infection puerpérale, ni l'infection blennorragique ne paraissent avoir de part.

La théorie était séduisante ; pourtant les travaux bactériologiques consciencieux, entrepris vers cette époque même de simplification à outrance, sur la flore bactérienne du canal génital de la femme par Döderlein, par Pfannenstiel, par Winter, par Delbet et Cazin, par Wertheim et plus tard par Menge et par Hallé, apportent des résultats tout à fait contradictoires.

Par une première série de travaux, on constate l'absence de microorganisme dans beaucoup de cas étiquetés : métrites chroniques, alors qu'on décèle toujours le streptocoque et le gonocoque dans les métrites puerpérales ou blennorragiques.

Par une seconde série de recherches, on établit d'abord que les métrites par auto-infection primitive n'existent pas en dehors de l'accouchement et, ensuite, que les métrites par auto-infection, primitives dans l'état puerpéral, ou, consécutives dans la blennoragie, sont des métrites putrides, produites par des microbes anaérobies et peu susceptibles de passer à l'état chronique.

Nous allons rappeler rapidement ces divers travaux :

Tandis que Bumm décèle facilement la présence du gonocoque dans le mucus du col de toutes les métrites blennorragiques et dans un tiers des cas dans le mucus du corps, tandis que Dœderlein, après Widal, Strauss et Sanchez Toledo, trouve le streptocoque dans les lochies recueillies à l'intérieur de la cavité utérine de toutes les accouchées fébricitantes, Winter dans 50 utérus amputés pour fibromyomes, utérus soi-disant toujours atteints de métrite, ne trouve aucun microorganisme dans la cavité du corps.

Dœderlein colorant des coupes de la muqueuse utérine enlevée par curettage n'y trouve aucun microbe.

Pfannenstiel arrive au même résultat.

Delbet et Cazin ne trouvent pas de microorganismes dans 4 coupes colorées de muqueuse utérine obtenue par curettage également — une fois ils constatent le gonocoque par examen microscopique du mucus du corps. — Ils obtiennent une fois une culture de staphylocoque avec le mucus du corps recueilli au moyen d'un fil de platine traversant le col.

Il ressortait nettement, déjà, de ces recherches, faites plus scientifiquement que celles de Brandt, que, en dehors des cas d'infection puerpérale et blennorragique, la stérilité de la cavité du corps utérin et de la muqueuse qui le tapisse est la règle, même chez une série de femmes atteintes, soi-disant, de métrites,

En présence de tels résultats, il devenait extrêmement difficile de s'enfermer dans la conception de l'origine infectieuse de tous les états pathologiques de l'utérus ; plusieurs auteurs en eurent le sentiment et Delbet, dans son article déjà cité, l'exprime nettement ; personne cependant n'osa rompre franchement en visière avec les idées reçues.

Les derniers travaux faits par Menge (1897) et par Hallé (1898) nous autorisent à être moins prudents, à tenter un effort nouveau.

Menge, après avoir étudié la flore bactérienne du canal génital de la femme saine, conclut que l'orifice externe du col est la limite de la zone bactérifère et, d'accord avec Wertheim, déclare que *le gonocoque paraît être le seul organisme qui ait le pouvoir de végéter sur la muqueuse utérine saine.*

Hallé, dans sa thèse si consciencieuse et si parfaitement documentée, confirme tout à fait les résultats de Wertheim et de Menge. Il nous enseigne, de plus, que parmi les espèces bactériennes qui végètent normalement dans le vagin, les espèces aérobies ne sont pas pathogènes, les espèces anaérobies, seules, peuvent le devenir, et il nous apprend, par des exemples très nets, que ces espèces anaérobies ne deviennent pathogènes que chez la femme déjà atteinte de métrite ou présentant une plaie placentaire.

Par de tels documents nous sommes amenés à rejeter absolument, jusqu'à nouvel ordre, l'hypothèse de l'auto-infection primitive chez la femme normale, non puerpérale et par conséquent toutes les infections utérines survenues en dehors de la puerpéralité et de la blennorragie.

Nous devons admettre, de plus, que l'infection endogène, l'auto-infection, qu'elle soit primitive comme elle peut l'être à la suite d'un accouchement ou qu'elle soit secondaire à une métrite streptococcique ou blennorragique, est une infection de nature putride, amenant de graves accidents, mais peu susceptible de passer à l'état chronique, surtout d'emblée, surtout en se limitant à l'utérus.

Il ne reste donc rien des hypothèses encore actuellement enseignées sur la nature infectieuse des soi-disant métrites chroniques dans l'étiologie desquelles on ne relève ni la puerpéralité, ni la blennorragie, il ne reste rien, pas même la présence de microbes douteux dans la cavité utérine, pas même la possibilité de la production d'une infection, par les seuls microbes normaux du vagin.

Quand nous ne constatons pas de causes banales d'infection à l'origine d'un trouble utérin, quand nous ne trouvons pas de microorganismes pathogènes dans la cavité utérine, nous sommes, de par la bactériologie elle-même, autorisés à attribuer ce trouble à une autre cause, plutôt qu'à l'infection.

Il est à peine besoin de faire ressortir l'importance de telles constatations en faveur de notre thèse.

Il y a dans la pathologie utérine une série de cas qui paraissent échapper à une cause infectieuse : la bactériologie consciencieusement interrogée nous le dit ; nous verrons que l'anatomie pathologique et la clinique nous répondent de même.

ÉTIOLOGIE

Au point de vue étiologique, les malades dont nous avons entrepris l'histoire offrent, avec les autres malades qui sont atteintes de métrites vraies, un grand caractère différentiel, l'absence d'infection à l'origine de leurs accidents; elles offrent, de plus, entre elles, plusieurs caractères communs particuliers qui permettent de les classer dans une même famille et de pressentir, jusqu'à un certain point, la nature de leur affection.

Dans ce chapitre, nous examinerons successivement ce grand caractère différentiel et ces caractères particuliers.

Pour préciser si réellement l'infection banale, blennorragique et, surtout, puerpérale, fait défaut à l'origine des troubles utérins que nous étudions, il nous suffirait de remarquer que quelques-unes de nos observations ont trait à des vierges qui n'ont pas pu être contaminées. Raisonnant, par analogie, nous pourrions légitimement assimiler à elles, sous le rapport étiologique, nos autres malades ; mais nous désirons nous maintenir à l'abri du reproche de légèreté qu'un tel mode de raisonnement nous attirerait. Nous voulons montrer que celles de nos malades qui ont couru le risque d'être infectées ne l'ont pas été en fait.

Laissant donc de côté toute une catégorie de nos malades, la plus démonstrative, celle des vierges et des femmes stériles, pour laquelle nous considérons la démonstration comme faite, examinons les observations de femmes qui ont été fécondes.

D'après l'époque d'apparition de leurs accidents morbides, nous pouvons les ranger en deux groupes :

1°. Celles qui ont souffert après avoir enfanté ; — 2° Celles qui souffraient avant et qui ont souffert après.

Pour toutes les malades dont les troubles utérins sont apparus après une ou plusieurs grossesses, il est de règle, aujourd'hui, d'attribuer ces troubles à l'infection puerpérale se manifestant à brève ou longue échéance, à défaut de la constatation d'une infection plus prochaine. Un tel mode de raisonnement nous paraît tout à fait fallacieux et il l'est à l'égard de nos malades. Il ne suffit pas, en effet, de retrouver dans les antécédents plus ou moins lointains des malades un ou plusieurs accouchements, pour conclure qu'elles ont été infectées à leur occasion, il faut établir le lien de continuité entre cette infection et les accidents qui en découlent quelque temps après. Or ce lien ne peut être établi en ce qui concerne nos malades. Lorsque nous consultons leurs observations, nous constatons deux faits : le premier c'est que leurs accouchements n'ont pas eu de suites fébriles, ni pathologiques, le second c'est que leurs accidents débutent, 7, 10, 15, 25 ans après leur dernier accouchement. Faire remonter ces accidents à une infection aussi ancienne, tout hypothétique et demeurée si longtemps latente, nous paraît absolument bizarre, sinon absurde ; c'est pourtant ce que font les auteurs classiques lorsqu'ils envisagent les métrites hémorragiques et les métrites parenchymateuses dont tant de cas ressortissent à la sclérose utérine.

Pourtant l'opposition est aisée à faire entre les infections puerpérales latentes qui évoluent, sourdement, vers la métrite chronique, la salpingite et les scléroses utérines tardives.

Si torpide que soit une infection puerpérale, on arrive, presque toujours, à la déceler par un interrogatoire attentif de la malade ; on apprend que les suites de couches ont été légèrement fébriles, les lochies fétides, les pertes sanguines prolongées, que la convalescence a été lente, que des pertes blanches se sont établies, que le ventre est resté très légèrement douloureux. Et quand une métrite, tardivement bruyante, devient la conséquence de cette infection légère, la malade, presque toujours, se souvient qu'elle n'a pas retrouvé, après ses couches, un équilibre génital parfait, qu'elle a passé même par des crises douloureuses, parfois fugitives, mais cependant notables. En deux mots, on peut suivre la trace de l'infection depuis son origine jusqu'à l'apparition de ses symptômes évidents.

Il n'en est pas du tout de même de nos malades ; le seul phénomène important qu'elles aient présenté dans leurs parturitions, c'est une hémorragie de la délivrance souvent abondante ; à côté de ce phénomène pas des signes d'infection. Leur santé se rétablit parfaitement, l'involution utérine paraît avoir été tout à fait normale et c'est après une longue période silencieuse qu'apparaissent les signes de leur affection utérine, sans que rien autorise à la faire remonter jusqu'à la dernière aventure puerpérale, souvent très ancienne déjà. A lui seul, parfois, ce fait que le dernier accouchement est très ancien pourrait suffire à éliminer l'infection puerpérale, car si nous connaissons des métrites à peu près latentes pendant 2 ou 3 ans, nous n'en connaissons point qui évoluent pendant 7, 10 et 25 ans, sans nul phénomène réactionnel, comme c'est le cas pour les pseudométrites de nos malades.

Ainsi, là même où son influence pourrait être soupçonnée, l'infection doit être rejetée des circonstances étiologiques de la sclérose utérine.

En ce qui concerne les malades qui présentaient déjà des signes morbides avant toute conception, la démonstration est plus nette encore. Il est absolument abusif de mettre au compte de l'infection ce qui s'est montré avant qu'elle ait eu l'occasion de le produire. Cependant, certaines malades souffrent davantage, après un accouchement, qu'elles ne souffraient avant et alors deux éventualités sont possibles, ou bien le travail physiologique de la grossesse et de l'accouchement ont exagéré les tendances morbides antérieures, ou bien une infection est venue se surajouter à un état physiologique défectueux de la matrice. Etiologiquement, ces cas qui, de toute évidence, peuvent échapper à l'influence d'une infection puerpérale devront donc être examinés avec la plus grande attention : car, souvent, l'infection aura pu venir se greffer sur un utérus antérieurement morbide. Pour fixer la cause réelle du mal, il ne suffira pas d'interroger le passé de la malade, il faudra scruter dans le plus grand détail son histoire puerpérale. Une de nos observations est, à ce sujet, absolument démonstrative (Obs. IV).

Quoi qu'il en soit, par la constatation de la sclérose utérine chez les femmes vierges et chez les femmes stériles, par la preuve que, chez les femmes fécondes, rien ne relie la sclérose utérine à l'infection puerpérale, nous voilà instruit du caractère fondamental qui différencie la sclérose utérine d'avec les métrites vraies, l'absence d'infection dans les antécédents des malades.

L'examen des observations de nos malades va nous amener maintenant à établir l'existence d'autres conditions étiologiques.

L'âge des malades doit être pris, d'abord, en considération.

Quand nous considérons nos observations au point de vue de la date d'apparition des accidents, nous voyons qu'ils débutent aux deux pôles de l'existence génitale de la femme : à l'âge de la formation, à l'âge de la ménopause, vers 20 ans ou aux environs de 40 ans, souvent à 45 ans.

Quand ces accidents n'ont appelé le traitement que vers 30, 32, 35 ans, c'est-à-dire à un âge intermédiaire, les malades avaient toujours souffert auparavant d'une façon plus ou moins sérieuse depuis l'époque de l'apparition des règles.

D'après ces données, la sclérose utérine apparaît comme une maladie d'évolution.

A côté de l'âge des malades, *les caractères de la menstruation* sollicitent notre attention.

Presque constamment les malades ont présenté des anomalies de la menstruation ; très souvent la menstruation est douloureuse, souvent elle s'établit difficilement, elle est d'abord peu abondante, puis très abondante, presque toujours les règles sont ou deviennent profuses et prolongées ; la moyenne de leur durée chez les malades qui réaliseront la sclérose utérine est de 8 jours, c'est-à-dire sensiblement plus longue que chez la plupart des femmes.

Ces caractères de la menstruation indiquent une tendance congestive.

Enfin, nos malades sont presque toujours des *arthritiques nerveuses,* elles souffrent souvent de migraines, de vertiges, de bouffées de chaleur, de douleurs articulaires ou névralgiques fugaces, leur caractère est irritable ou bizarre ; elles ont souvent de la dyspepsie acide, de la dilatation de l'estomac.

Ces divers troubles peuvent subsister à la suite d'une hystérectomie vaginale à laquelle on les attribue alors tout à fait à tort : ils traduisent, en réalité, l'ensemble des prédispositions physiologiques des malades qui existent en dehors de la lésion utérine, mais qui paraissent favorables à son éclosion.

En résumé, la sclérose utérine se manifeste, en dehors de toute cause d'infection, chez des arthritiques nerveuses, à tendances congestives, vers l'âge de l'apparition des règles ou vers l'âge de la ménopause.

Voilà ce que nous enseigne la comparaison et la critique des données étiologiques de nos observations.

ANATOMIE PATHOLOGIQUE

De même que dans le chapitre consacré à l'étiologie, nous avons longuement insisté pour opposer l'étiologie des métrites banales à celles des troubles utérins que nous décrivons ; de même, dans ce chapitre d'anatomie pathologique, qui est la partie de fait indiscutable, nous voulons opposer les lésions incontestablement infectieuses des métrites aux lésions de la sclérose utérine.

Pour ne point nous exposer au reproche de choisir les faits favorables à notre façon de penser et d'écarter les autres, un seul procédé s'offre à nous : placer sous les yeux du lecteur les pièces mêmes du procès.

Nous présenterons donc, dans un bref raccourci, les lésions des métrites infectieuses, puis nous ferons une étude plus complète des lésions de la sclérose utérine que nous leur opposons.

Nous tâcherons enfin de tirer les conclusions légitimes de ce parallèle anatomique.

Dans la métrite puerpérale aiguë, on note des lésions infectieuses disséminées dans la muqueuse et dans le parenchyme utérin : l'organe est gros, ramolli, de couleur foncée, parsemé de points jaunes, les vaisseaux sont dilatés, la muqueuse utérine desquammée, on peut observer des abcès du parenchyme utérin, on observe toujours de la lymphangite utérine et pelvienne, des adhérences et des collections purulentes péritonéales.

A un moindre degré, nous allons retrouver la plupart de ces signes dans l'endométrite infectieuse chronique telle que la décrivent Cornil et de Sinéty.

L'utérus est augmenté de volume, mais il dépasse rarement le volume du poing; cette augmentation est due, en partie, à l'épaississement des parois, mais aussi à une dilatation de la cavité utérine.

La séreuse péritonéale est enflammée à la surface de l'utérus et possède des néomembranes.

Les tissus sont ramollis, plus friables, la muqueuse se dissocie par le grattage.

Les cavités sont remplies de liquide puriforme ou sanguinolent.

L'aspect de la cavité utérine est modifié; elle n'a plus la couleur blanchâtre et la surface lisse qu'elle présente à l'état normal; sa coloration est rouge, ardoisée sur certains points, ecchymotique sur d'autres; elle est de plus hérissée de villosités ou parsemée de granulations, de fongosités, variant de la grosseur d'un pois à celle d'une framboise, pouvant former des masses fongueuses, polypeuses dans certains cas.

Les plis de l'arbre de vie sont augmentés, des œufs de Naboth font saillie dans le col et peuvent l'oblitérer.

La muqueuse cervicale hypertrophiée vient faire ectropion à l'orifice externe du col.

Histologiquement, la muqueuse et le parenchyme sont altérés :

La *muqueuse* épaissie est constituée superficiellement par une nappe de tissu embryonnaire, et dans la profondeur par des cellules plates du tissu conjonctif. L'épithélium cylindrique a disparu de sa surface, on n'en trouve plus trace que dans les glandes.

Les glandes, au lieu d'être rapprochées les unes des autres, comme à l'état normal, sont espacées, séparées par des intervalles de tissu embryonnaire, remplis de vaisseaux dilatés qui s'avancent jusqu'à la surface de la muqueuse. Ces glandes sont dilatées, elles ont conservé leur revêtement épithélial, mais leur lumière est oblitérée par des amas de cellules rondes.

Les végétations de la muqueuse sont formées :

1° Par du tissu embryonnaire et constituent alors de véritables bourgeons charnus avec des îlots d'éléments dégénérés ne se laissant pas colorer par les réactifs ;

2° Par hypertrophie de quelques glandes dilatées et devenues flexueuses ;

3° Par du tissu embryonnaire parcouru de nombreux vaisseaux dilatés.

L'écoulement est muqueux si les végétations sont glandulaires, purulent si elles sont charnues, hémorragiques si elles sont vasculaires.

Le *parenchyme* rosé ou rougeâtre, de consistance molle, présente au-dessous de la muqueuse dans la zone sous-glandulaire des travées de tissu conjonctif épaissies, qui se prolongent entre les fibres musculaires. L'analyse du tissu conjonctif montre qu'il s'est modifié, il contient des cellules migratrices ou des cellules du tissu conjonctif volumineuses, tuméfiées. Les cellules migratrices se groupent en amas de petites cellules rondes entre les fibres musculaires et surtout autour des vaisseaux. Les vaisseaux et les espaces lymphatiques sont quelquefois dilatés et contiennent des cellules, les vaisseaux sanguins sont dilatés et remplis de sang. Les faisceaux musculaires de fibres lisses ne présentent pas d'altération d'abord, puis s'atrophient.

En somme, l'infection se traduit dans l'utérus, comme dans tout autre tissu, par des altérations cellulaires qui ont pour résultat de substituer aux éléments nobles, épithéliaux, glandulaires, un tissu embryonnaire, un tissu conjonctif de nouvelle formation dû à une infiltration leucocytaire considérable. Muqueuse, parenchyme et péritoine sont touchés à la fois par un processus identique dont la nature inflammatoire est indéniable.

A côté de ces lésions si nettes, examinons les lésions des utérus qui sont à nos yeux atteints de sclérose non inflammatoire.

Nous voyons, sur leur compte, diverger les opinions des auteurs suivant la prédominance dans leur esprit de telle ou telle conception pathologique. Il n'est plus possible de reproduire simplement leurs constatations, il faut en quelque sorte les dégager patiemment des considérations dont ils les enveloppent, pour les assimiler artificiellement à des constatations contradictoires.

Envisageons d'abord les lésions de l'utérus fibromateux qui se différencie franchement de l'utérus atteint de métrite.

Le corps utérin est hypertrophié, le péritoine qui le recouvre est lisse et sain, sans adhérences, ni néomembranes; la consistance est variable, parfois très dure, parfois molle, donnant une sensation spongieuse.

La cavité utérine est augmentée de volume, mais elle offre une couleur blanchâtre, un aspect lisse; sur une coupe, l'épaisseur de la muqueuse est un peu plus grande qu'à l'état normal. Le parenchyme est blanchâtre, souvent d'aspect lardacé, parfois lacunaire.

Histologiquement, suivant Wyder, Semb, Von Campe, Doléris, la *muqueuse* est hypertrophiée d'une manière générale, les glandes sont nombreuses, très régulières, très rapprochées les unes des autres, les cavités glandulaires sont un peu dilatées; elles sont allongées et s'enfoncent un peu dans le tissu musculaire sous-jacent. L'épithélium des glandes et l'épithélium de revêtement de la muqueuse sont intacts et normaux.

Le tissu interglandulaire est composé de cellules droites ou rondes, tassées les unes contre les autres.

Dans les points où elles sont clairsemées, elles reposent sur un canevas formé par un réticulum finement fibrillaire. Dans la profondeur, les cavités glandulaires pénètrent entre les éléments musculaires. Peu de vaisseaux, aucun n'est ni distendu, ni thrombosé.

Du côté du parenchyme : Hyperplasie de la musculature utérine très aisée à constater par l'abondance des fibres cellules nucléées jeunes. Épaississement scléreux des parois artérielles. Bandes de sclérose conjonctive périvasculaire. Thromboses veineuses. Ectasies lymphatiques créant des varices et des lacunes lymphatiques d'où résulte une véritable infiltration la formation d'un tissu lacunaire,

En résumé, les lésions sont celles de l'hyperplasie simple : pas d'altérations épithéliales, ni glandulaires, pas d'éléments inflammatoires, pas d'infiltration embryonnaire périglandulaire, pas de néoformations de vaisseaux, ni de dilatations.

Eh! bien, ces lésions des utérus fibromateux, si facilement opposables aux lésions des utérus infectés, nous allons les retrouver presque intégralement à l'examen des utérus scléreux sans fibromes, utérus atteints soi-disant de métrites parenchymateuses, de métrites hémorragiques, de métrites hypertrophiques.

Macroscopiquement, ces utérus se présentent avec des dimensions variables, mais avec une série de caractères identiques. Tantôt légèrement augmentés de volume, tantôt gros comme le poing, ils peuvent atteindre des dimensions beaucoup plus considérables, remonter jusqu'à l'ombilic; leur cavité utérine peut mesurer de 8 à 15 centimètres. Leur aspect extérieur est toujours régulier, ils sont revêtus de péritoine sain et lisse, ils conservent la forme de l'utérus normal en devenant toutefois plus ou moins globuleux. Leur consistance varie un peu : elle est parfois très ferme, très dure, parfois plus molle que normalement. Le col est toujours augmenté de volume, énorme dans certains cas, de consistance très ferme, comme ligneuse, mais il n'offre ni ectropion de la muqueuse, ni ulcération, même lorsque sa congestion est considérable, comme on le constate dans quelques circonstances. L'aspect de la cavité utérine est absolument normal: la muqueuse conserve son aspect blanchâtre, sa surface lisse ; elle n'offre ni ramollissement, ni fongosités, parfois on observe un petit piqueté hémorragique.

A la coupe, la muqueuse paraît un peu épaissie et le parenchyme qui a doublé, triplé, quadruplé d'épaisseur a des aspects variables : tantôt il est d'un blanc bleuté, d'une consistance très ferme, presque cartilagineuse, il crie sous les ciseaux ou le scalpel, tantôt il est d'un blanc plus jaunâtre, d'une apparence lardacée, il se déchire facilement, il est plus humide, comme imbibé de sucs, comme spongieux. Ces différences sont très fréquentes et très sensibles lorsqu'on pratique l'hystérectomie vaginale pour sclérose utérine : on observe d'ailleurs les mêmes différences d'aspect et de résistance pour les utérus fibromateux.

Intégrité apparente du péritoine et de la muqueuse, épaississement et consistance du parenchyme utérin, voilà déjà des caractères communs aux utérus scléreux et aux utérus fibromateux.

Du reste, ne trouve-t-on pas souvent de la graîne de fibrome, des petits corps fibreux gros comme une lentille, comme un pois, comme une cerise dans l'épaisseur des parois des utérus scléreux.

L'analyse histologique va nous révéler des analogies plus étroites encore.

L'épithélium de la muqueuse est intégralement conservé et intact. Les glandes sont peu ou pas modifiées dans leur texture ; mais, par contre, très souvent on observe une hyperplasie glandulaire plus ou moins marquée, parfois très accentuée, au point même qu'en certains cas, rares, en vérité, il semble, de prime abord, à l'examen de la coupe, qu'on se trouve en présence d'un adénome (Voir planche I). Le plus fréquemment, le fond des glandes s'enfonce, un peu, dans le tissu musculaire sous-jacent ; les glandes sont allongées et flexueuses : les altérations de la muqueuse sont tout à fait identiques à celles de la muqueuse d'un utérus fibromateux.

Le tissu interglandulaire est normal, parfois un peu hypertrophié, mais il ne présente aucune infiltration embryonnaire interstitielle.

Dans les cas où les métrorragies ont prédominé, on constate dans la muqueuse, comme l'a montré Schmid, immédiatement sous le revêtement épithélial, un grand nombre de vaisseaux embryonnaires qui n'ont pour toute paroi qu'une simple couche de cellules endothéliales et qui sont très dilatés. Plus profondément dans la muqueuse, les vaisseaux sont organisés et quelques-uns d'entre eux présentent un manchon fibreux.

Le parenchyme utérin, très épaissi, ne présente histologiquement aucune altération lorsque l'augmentation de volume est peu considérable, ou bien il est le siège d'une hyperplasie sur la nature de laquelle les auteurs sont mal d'accord, très probablement parce qu'ils ont décrit sous le même vocable de métrite parenchymateuse des cas différents.

C'est ainsi que Rokitanski et Kiwisch soutiennent que l'hypertrophie du parenchyme est due au tissu conjonctif.

C'est ainsi que Gallard admet que les fibres musculaires sont étouffées par l'hypertrophie conjonctive et que Nœggerath appelle la métrite parenchymateuse, métrite interstitielle diffuse, — tandis que Virchow attribue l'hypertrophie pariétale de l'utérus à l'hyperplasie du tissu musculaire et décrit la métrite parenchymateuse avec les myomes dans un même chapitre de la pathologie des tumeurs, tandis que Fœrster déclare que tous les éléments prennent part à l'hypertrophie en conservant leurs rapports respectifs, les cellules musculaires étant toutefois augmentées de volume.

Il y a, on le voit, deux tendances : l'une qui consiste à faire de l'hypertrophie utérine une hyperplasie musculaire, l'autre qui consiste à en faire une hyperplasie conjonctive, une véritable sclérose. Elles reposent tous deux sur des examens histologiques faits par des histologistes assez compétents pour qu'on ne soit autorisé à rejeter aucune de leurs conclusions.

Il nous semble plutôt qu'il faille admettre un développement variable, suivant les cas, des tissus musculaire et conjonctif, exactement comme on l'observe pour le fibrome, qui est tantôt formé surtout de tissu fibreux, tantôt constitué presque exclusivement par du tissu musculaire sans que l'observateur soit surpris par la proportion différente des deux tissus, dans deux cas différents.

Ainsi nous pouvons voir, d'une part, Finn poser en principe que :

1° Dans la métrite parenchymateuse chronique la situation régulière, aussi bien des fibres musculaires que de leurs faisceaux, ne présente aucun changement ;

2° Les faisceaux musculaires ne subissent point de modifications qualitatives, pas de dégénérescence graisseuse ;

3° Les faisceaux musculaires sont augmentés de volume en longueur et en largeur ;

4° Le nombre des faisceaux est évidemment et constamment augmenté ;

5° La quantité de tissu conjonctif, dans les derniers stades de la maladie, est relativement diminuée et même diminuée d'une façon absolue :

6° L'hypertrophie utérine est donc due à l'hyperplasie musculaire et le tissu conjonctif n'y participe que d'une façon tout à fait minime.

Ainsi, nous pouvons voir, d'autre part, Sinety, examinant un utérus à parois blanchâtres, épaisses, dures, résistantes, déclarer qu'il trouve :

1° Élargissement des espaces lymphatiques ;

2° Hyperplasie du tissu conjonctif périvasculaire, allant jusqu'à rétrécir la lumière des vaisseaux ;

3° Conservation des fibres musculaires en proportion normale sans altération ni dans leur structure, ni dans leurs dimensions.

De telles constatations, en apparence contradictoires, ne nous surprennent guère si, les comparant aux constatations faites sur des utérus franchement fibromateux, nous remarquons qu'elles concordent tout à fait avec celles-ci.

Hypertrophie musculaire, sclérose périvasculaire, élargissement des espaces lymphatiques sont des lésions qu'on observe isolées ou réunies dans certains cas dénommés métrites parenchymateuses, de même qu'on les observe avec des caractères également variables dans les utérus fibromateux.

Est-ce à dire que tous les cas de métrite parenchymateuse, c'est-à-dire d'hypertrophie du parenchyme utérin doivent être distraits à l'histoire des métrites et rapprochés des fibromes? Nous ne le pensons pas.

Quand avec l'hypertrophie du parenchyme coexiste une métrite muqueuse, à la suite d'accidents infectieux incontestables, il nous semble qu'il s'agit de lésions d'un ordre essentiellement différent; nous n'en voulons pour preuve que l'examen histologique pratiqué par Pilliet (Th. de Schmid, p. 63) sur un utérus enlevé par Tillaux, par hystérectomie vaginale secondaire, chez une femme opérée par Bouilly précédemment pour une double salpingite; voici cet examen :

« L'utérus volumineux, mou, d'une excessive friabilité, se « laisse traverser par le doigt.

« Sur les coupes on constate des lésions étendues à toute « l'épaisseur du muscle et plus marquées à la partie supérieure « du corps utérin. Les faisceaux musculaires sont dispersés, « atrophiés et confondus ; il sont séparés par de larges traînées « de tissu conjonctif lâche, d'aspect muqueux, parsemés « d'hémorragies interstitielles. Ce qui frappe le plus, dans ces « traînées, c'est la présence de capillaires sanguins extrême- « ment nombreux, présentant tous une telle prolifération de « leur endothélium, qu'ils paraissent presque partout avoir « un double ou même un triple revêtement de cellules. Par « places, ils sont irrégulièrement dilatés, présentent des bour- « geons saillants dans l'intérieur de leurs cavités, offrent tous « les caractères de l'angiome caverneux. Autour de ces points « extasiés existent des hémorragies diffuses dans le tissu con- « jonctif. Les artérioles sont atteintes d'endopériartérite considé- « rable; les veines sont dilatées et épaissies. Il existe, dans toutes « les coupes, des amas de cellules embryonnaires autour des arté- « rioles. On trouve aussi quelques lymphatiques très dilatés. »

Une telle lésion si différente des cas où les fibres musculaires sont intactes ou hypertrophiées, ne peut évidemment pas être rangée dans une même catégorie que ces cas ; c'est une lésion manifestement infectieuse qui vient précisément nous démontrer quel est le sort des tissus normaux dans un parenchyme utérin infecté.

Elle nous permet, pour ainsi dire, de poser en principe que là où la fibre musculaire persiste ou prolifère, l'infection est absente. Que là où l'infection existe, l'atrophie musculaire, les amas leucocytaires et la prolifération vasculaire viennent marquer son cachet.

Si l'on tenait compte de ces caractères, il est probable que la description histologique des métrites parenchymateuses s'éclaircirait facilement et que les contradictions apparentes des observateurs disparaîtraient.

Quoi qu'il en soit, aux utérus atteints de métrite certaine avec lésions muqueuses, lésions péritonéales, lésions parenchymateuses caractérisées par une infiltration leucocytaire, nous pouvons opposer, dès maintenant, de gros utérus réguliers, à parois épaisses, à revêtement péritonéal intact, à muqueuse hypertrophiée mais saine, que leurs altérations parenchymateuses et leurs altérations muqueuses rapprochent étroitement des utérus fibromateux ; ce sont les utérus atteints de sclérose dystrophique, pseudo-métritiques.

Ces utérus scléreux ne sont pas accompagnés de salpingites, mais les annexes présentent souvent une altération particulière, l'ovaire sclérokystique. Or l'altération sclérokystique des ovaires paraît être une altération purement trophique ; en tout cas c'est une lésion qu'on peut observer en dehors de toute lésion utérine concomitante et, si elle accompagne une lésion utérine, on ne trouve entre l'ovaire et l'utérus, ni du côté du péritoine, ni du côté des trompes, aucune lésion intermédiaire qui puisse déceler une propagation de l'un à l'autre : en un mot, il y a entre la sclérose utérine et la sclérose ovarienne simple coïncidence fréquente et non subordination de cause à effet ; toutes deux révèlent un état pathologique qui peut frapper, isolément ou simultanément, tout ou partie de l'appareil génital de la femme.

Souvent aussi, avec la sclérose utérine coexistent les vices de position de l'organe, le plus fréquemment on observe la rétroversion et le prolapsus.

La rétroversion, quand on la rencontre dans la sclérose virginale surtout, ne peut pas être attribuée à une lésion annexielle, ni à une lésion péritonéale qui sont absentes et qui ne pourraient pas exister, d'ailleurs, en dehors de toute cause d'infection. Cette rétroversion révèle alors un état naturel de relâchement des liens fibreux qui maintiennent l'utérus et, souvent, ce relâchement des tissus fibreux se manifeste, en même temps, par un rein flottant ou par une tendance à l'entéroptose. C'est un signe qui vient accentuer l'allure de lésion trophique qu'affecte la sclérose utérine.

Le prolapsus utérin apparaît souvent, de très bonne heure, avant toute aventure génitale, à l'état d'ébauche, chez les femmes qui le présenteront plus tard à un haut degré. On ne peut incriminer alors qu'une faiblesse congénitale des moyens de suspension de l'utérus. Or, chez toutes les femmes qui ont présenté, encore vierges, cette fragilité spéciale de l'appareil ligamentaire, nous voyons apparaître, plus tard, lorsque le prolapsus se confirme, l'hypertrophie susvaginale du col, fréquemment accompagnée d'un certain degré de sclérose du corps.

Cette hypertrophie sus-vaginale du col, élément presque constant du prolapsus génital, offre tous les caractères essentiels de la sclérose du corps utérin que nous venons d'étudier : même tissu dur à la coupe, même épaississement des parois, mêmes caractères histologiques qui sont essentiellement l'hyperplasie de tous les tissus normaux sans altération notable (1).

---

(1) Cette opinion est celle du Pr Cornil.

C'est également celle de Sinety et d'Olivier qui disent :

Sinety, Maladies des femmes, 1884, p. 357 : Dans les cas d'hypertrophie sus-

Il est impossible de ne pas rapprocher cette sclérose du col avec prolapsus de la sclérose du corps, avec rétroversion utérine dont nous venons de signaler l'existence. Dans le cas d'hypertrophie sus-vaginale avec prolapsus utérin, l'esprit est invinciblement amené à considérer l'ensemble morbide comme le résultat d'un même trouble frappant le segment inférieur de la matrice et ses moyens de suspension et à rejeter au second plan les théories mécaniques qui invoquent, tour à tour, le relâchement vaginal et l'allongement du col, comme élément pathogénique primitif et primordial.

En somme, la sclérose utérine, après un dépouillement minutieux de ses modalités et de ses particularités, se dégage avec des caractères extrêmement simples : c'est purement une hyperplasie générale de tous les tissus utérins, touchant principalement le parenchyme dans lequel on constate, à un degré variable, de la sclérose périvasculaire. Les ovaires peuvent être frappés en même temps que l'utérus d'une altération identique, où la sclérose prédomine. Simultanément, on observe souvent une tendance au relâchement des tissus fibreux.

---

vaginale où nous avons fait l'examen histologique de cols hypertrophiés et amputés, il existait une hyperplasie de tous les tissus entrant dans la structure de l'utérus, muscles, glandes, tissu conjonctif, sans que leurs rapports réciproques parussent modifiés d'une façon notable.

Olivier, Note sur un cas d'allongement hypertrophique du col (*Annales de gynécologie*, sept. 1881, t. XVI, p. 202) :

L'examen histologique montre très nettement que nous avons eu affaire à une hypertrophie pure et simple de tous les éléments du tissu utérin.

PHYSIOLOGIE PATHOLOGIQUE

Tels sont les caractères anatomo-pathologiques de la sclérose utérine : à première vue ils se distinguent de ceux des métrites.

Si nous tentons de les résumer, sans pénétrer leur détail, nous voyons immédiatement leurs particularités différentielles qui sont à peu près les suivantes :

1° L'utérus est malade dans sa totalité : les lésions ne se limitent point au col, même quand elles paraissent prédominer à son niveau, comme nous l'observons dans l'hypertrophie sus-vaginale ;

2° Les variations de l'hypertrophie utérine se font dans des limites très étendues, depuis l'utérus moyen et congestionné à parois épaisses, jusqu'à l'utérus géant ;

3° Quelque soit le degré de l'ancienneté des lésions, annexes et péritoine sont indemnes d'infection ;

4° La muqueuse utérine paraît entièrement saine et elle l'est, histologiquement, dans ses principaux éléments qui sont simplement hyperplasiés.

Conscients de ces particularités, comment devons nous donc interpréter les lésions constatées ?

Ce sont essentiellement des lésions de sclérose. Or, en pathologie générale, la sclérose apparaît dans deux conditions principales : à la suite d'une infection ou à la suite d'une altération nutritive des tissus.

La sclérose d'origine inflammatoire se fait en deux étapes : dans la première, l'organe malade est infiltré de cellules embryonnaires qui remplacent peu à peu les éléments adultes normaux des tissus ; dans la seconde, les cellules embryonnaires se fixent et donnent naissance à un tissu conjonctif et fibreux à tendance rétractile et, en quelque sorte, cicatricielle. Il en résulte qu'après une période hypertrophique de l'organe atteint, on assiste à sa diminution progressive de volume, à son atrophie.

Le caractère primordial des scléroses inflammatoires pourrait nous permettre, déjà, de nous prononcer snr la nature de la sclérose utérine.

L'évolution de celle-ci, en effet, ne s'accomplit point en définitive vers l'atrophie ; elle se poursuit au contraire vers l'hypertrophie tant que persiste l'activité physiologique de l'organe ; elle ne marche donc pas comme une sclérose inflammatoire.

A côté de cette notion essentielle, un autre fait nous frappe aussi dès l'abord : les scléroses inflammatoires aboutissent à la destruction des tissus normaux, et, dans la sclérose utérine, nous voyons, au contraire, la fibre musculaire utérine sinon proliférer et se multiplier, tout au moins persister ou s'hypertrophier.

Nous pourrions prendre prétexte de telles différences pour conclure à l'élimination de l'hypothèse de l'origine infectieuse de la sclérose utérine ; mais nous pensons, au contraire, qu'en dépit de cette question préalable, nous devons reprendre, avant de nous prononcer, l'étude critique des lésions constatées, avec le secours des interprétations diverses qu'a appelées chacune d'elles.

Examinons, pour commencer, le type de sclérose avec télangiectasie si bien décrit par Schmid dans sa thèse.

Schmid, lui même, en dit ceci :

Il est difficile de dire sous l'influence de quelles causes se développent les altérations vasculaires de l'utérus que nous venons de décrire.

Dans sa communication à la Société de chirurgie, notre maitre, M. Quénu, pense qu'il s'agit d'une inflammation de la muqueuse utérine. Lorsque l'infection reste localisée à la surface de la muqueuse et porte sur les glandes ou le tissu interstitiel, elle produit les lésions ordinaires de la métrite chronique vulgaire (fongosités, granulations, aspect tomenteux). Mais elle peut pénétrer plus profondément, et, pour des raisons inconnues, se localiser sur l'élément vasculaire. Il se passe des faits analogues du côté de la muqueuse anorectale et de celle de l'urètre.

M. Quénu a montré que les dilatations hémorroïdaires étaient de nature infectieuse et il pense qu'il en est de même pour les angiomes de l'urèthre.

Il est probable que, dans les cas qui nous occupent, l'infection s'est localisée d'emblée aux vaisseaux, puisque la plupart des observations mentionnent une muqueuse utérine normale, macroscopiquement lisse et unie et souvent aucune modification des glandes ou du tissu interstitiel. Mais il est possible aussi qu'il y ait eu, au début, des lésions de ces éléments de la muqueuse, lésions qui ont été guéries par des curettages successifs et les pansements antiseptiques qu'on a fait subir aux malades; car nos observations ont trait à des malades ayant été curettées.

Seules les lésions vasculaires n'ont pas été améliorées, parce qu'elles étaient trop profondes et hors de l'action des agents thérapeutiques.

Nous avons tenu à citer intégralement cette explication pathogénique parce qu'elle résume merveilleusement l'argumentation ordinaire des partisans de la doctrine infectieuse, quand ils tentent d'interpréter les lésions de la sclérose utérine.

Sous une fausse assurance, leurs contradictions sautent aux yeux. Quoi ! voilà une lésion profonde des vaisseaux et de tout le muscle utérin, qui présentait jusqu'à 3 centimètres d'épaisseur dans les observations de Schmid, et cette lésion, survenue, soi-disant, par l'intermédiaire de la muqueuse, à la suite de son altération, persiste et progresse, tandis que la muqueuse se régénère au point de redevenir entièrement saine.

Quoi ? voilà une infection qui se localise sur l'élément vasculaire, qui l'altère extraordinairement, et les vaisseaux qui se portent à la muqueuse ne viennent point y ramener l'agent infectieux qui, fatalement, est dans le sang, et les lymphatiques ne viennent point porter au péritoine ce même agent infectieux qui, fatalement, pénètre dans la gaine vasculaire !

Quoi ! la curette n'enlève point tous les tissus infectés et, sur ces tissus contaminés par une infection capable de produire d'aussi graves désordres, se réédifie, après curettage, une muqueuse idéalement saine !

En aucune façon nous ne pouvons admettre une semblable manière de voir.

Ou la lésion télangiectasique est d'origine infectieuse comme la sclérose parenchymateuse qui l'accompagne et alors la muqueuse utérine sera altérée, ou sclérose et télangiectasie représentent une double manifestation d'un trouble trophique et la muqueuse pourra demeurer intacte simplement hyperplasiée.

Nous ne voyons point par quel artifice de raisonnement on peut, en l'état de nos connaissances, sortir de ce dilemme ; pour notre compte nous en acceptons, sans réserve, le second terme.

Considérons maintenant un cas de sclérose plus accentuée dans un utérus géant ou fibromateux. Qu'observons nous ? Une sclérose conjonctive périvasculaire très prononcée, la formation, parfois, d'espaces lymphatiques étendus, une multiplication ou tout au moins une hypertrophie des fibres musculaires. Sommes-nous en présence d'une altération inflammatoire ? Nous ne le pensons pas pour plusieurs raisons :

La première, c'est qu'une inflammation qui aurait donné lieu à une infiltration embryonnaire, assez considérable pour produire une telle hypertrophie, aurait certainement amené une longue période fébrile, une altération grave de la santé des malades, phénomènes qu'on ne retrouve pas dans leur histoire.

La seconde, c'est qu'une infection productrice de lésions aussi graves, même si l'on admet qu'elle ait évolué silencieusement, aurait, en tout cas, touché la rate et les reins qui sont normaux.

La troisième, c'est que cette infection, durant sa progression silencieuse. aurait fatalement amené des altérations inflammatoires, tout au moins chroniques, de la muqueuse et du péritoine utérin, altérations qui font défaut.

La quatrième, c'est que cette infection eût certainement altéré la vitalité des éléments adultes anatomiques, de la fibre musculaire, tandis qu'en réalité la vitalité de la fibre musculaire est augmentée,

La cinquième, c'est que cette infection, si elle était faite par la muqueuse, aurait provoqué tout au moins une sclérose péri ou sous-glandulaire témoignant de son passage et, si elle s'était effectuée par les vaisseaux, aurait déterminé dans le parenchyme des amas leucocytaires et microbiens disséminés, et qu'on ne trouve pas trace de semblables lésions.

Chacune de ces raisons nous semble très sérieuse ; réunies, elles forment un faisceau inébranlable de preuves à l'appui d'une théorie dystrophique de la sclérose utérine.

Au surplus, nous aurions pu nous dispenser d'une critique aussi minutieuse ; les partisans les plus acharnés de l'origine infectieuse de tous les troubles utérins, lorsqu'ils veulent soutenir la nature infectieuse des lésions du parenchyme invoquent simplement les lésions de la métrite puerpérale aiguë, ils se gardent bien d'envisager les lésions parenchymateuses des utérus scléreux ; sur elles ils glissent rapidement et leur silence constitue une sorte d'aveu.

Quelques-uns, toutefois, ne cherchent point à taire la difficulté ; ils la reconnaissent franchement.

M. Delbet, entre autres, dont nous avons invoqué, déjà, les réticences à notre profit, n'hésite pas à écrire, dans son article sur les métrites du Traité de chirurgie :

« Lorsque cette inflammation (celle de l'endomètre) retentit « sur la paroi musculaire de l'utérus, c'est le plus souvent d'une « manière très indirecte en amenant des sortes de troubles de « nutrition qui n'ont pas un caractère inflammatoire bien pré- « cis. »

Une telle conception du rôle respectif des troubles trophiques et des lésions inflammatoires n'est à nos yeux qu'un moyen très discutable de tourner l'obstacle dont nous venons de faire ressortir l'importance.

Les partisans de l'infection concèdent la nature trophique des lésions parenchymateuses, mais ils ne se tiennent pas pour battus.

Ils nous disent : en effet, les lésions de la métrite parenchymateuse sont d'ordre trophique, mais elles traduisent un mouvement nutritif qui se produit grâce à la congestion vasculaire sous l'influence de l'inflammation de l'endomètre. Ce mouvement nutritif s'exerce selon la tendance physiologique naturelle de l'organe : l'hyperplasie comme dans la grossesse. C'est un fait accessoire.

Nous répondrons : oui, nous acceptons votre interprétation, mais montrez-nous l'agent ou la trace de cette infection que vous invoquez, sinon le fait que vous qualifiez d'accessoire sera le fait principal.

Or vous ne pouvez pas le faire ; la muqueuse est saine, cet épithélium utérin si fragile puisqu'il subit une mue mensuelle spontanée, n'est pas même altéré, les glandes sont normales, l'infection aurait donc traversé la muqueuse sans la léser ?

Ils ripostent alors : mais certainement le fait est possible, n'a-t-il pas été démontré que le bacille tuberculeux ingéré avec les aliments pouvait traverser l'épithélium et toutes les tuniques intestinales, sans laisser trace de son passage pour développer ensuite une péritonite tuberculeuse ?

Nous répondrons : certainement le fait a été prouvé, certainement, par analogie, nous consentons à admettre une progression analogue du microbe hypothétique de votre infection ; mais alors, comme au niveau de l'intestin, c'est par les lymphatiques que se fera la progression du microbe après son effraction de la muqueuse, c'est vers le péritoine qu'elle aura lieu ; or nous ne trouvons pas de lésions péritonéales, et nous ne concevons pas le cantonnement d'une infection, dans un tissu musculaire essentiellement réfractaire à l'infection, entre une muqueuse et une séreuse toutes deux plus vulnérables que lui et toutes deux intactes. Observe-t-on un tel processus au niveau de l'intestin ; même dans la péritonite compliquée d'entérite tuberculeuse la tunique musculaire de l'intestin résiste la dernière, et jamais elle n'est isolément touchée. Ce qui se passe au niveau de l'intestin vient précisément contredire votre supposition en ce qui concerne l'utérus ; et d'ailleurs, vous l'avouez vous-même, les lésions parenchymateuses ne sont pas des lésions microbiennes ; ce sont des lésions trophiques.

Ils nous disent enfin ; nous accordons que cette hypothèse est fausse, la muqueuse utérine offre une barrière à l'envahissement microbien ; mais les lésions parenchymateuses sont l'effet des toxines microbiennes.

Nous répondons : cette interprétation est irrationnelle, les toxines microbiennes produisent ou des lésions analogues à celles du microbe lui-même, et vous-même dites qu'elles n'existent pas, ou des lésions nécrosiques et dégénératives que l'on n'observe pas davantage et, encore une fois, d'ailleurs, la muqueuse est indemne.

Les altérations trophiques du parenchyme utérin ne sont donc point l'effet indirect d'une infection de la muqueuse ou d'une infection qui, ayant traversé celle-ci, se serait cantonnée dans le muscle utérin ; elles ne sont pas davantage l'effet de toxines microbiennes élaborées au niveau de la muqueuse ; elles sont l'effet d'un trouble d'une autre sorte.

Ces altérations se présentent avec les apparences des lésions d'une toxhémie lente, en ce qui concerne la sclérose périvasculaire, et avec l'allure de troubles trophiques d'origine nerveuse, ayant mis irrégulièrement en jeu les tendances hyperplasiques naturelles de l'organe.

Dans le chapitre précédent nous avons signalé l'absence de toute notion étiologique infectieuse dans les antécédents de nos malades.

Dans ce chapitre nous avons démontré la nature non infectieuse de leurs lésions.

Dans le chapitre suivant nous allons exposer l'autonomie symptomatique de la sclérose utérine.

Nous aurons ainsi établi le trépied étiologique, anatomo-pathologique et symptomatologique sur lequel doit s'appuyer toute entité morbide pour mériter un titre de légitimité.

NOTE

Ce chapitre était rédigé lorsque nous avons eu l'occasion de faire nous-même, grâce à la charmante obligeance de M. le Pr Cornil, quelques constatations histologiques sur deux utérus atteints de sclérose et enlevés par hystérectomie.

Ces constatations ne viennent nullement à l'encontre de nos conclusions : nous désirons toutefois les relater ici.

1° Les lésions étaient remarquablement identiques dans ces deux utérus ;

2° L'un de ces utérus était accompagné de deux gros ovaires sclérokystiques. M. le Pr Cornil nous a confirmé, d'après ses observations personnelles, la concomitance fréquente de cette altération ovarienne avec la sclérose utérine ;

3° La muqueuse épaissie était recouverte d'un épithélium intact ; les glandes étaient plus serrées et plus allongées que dans une muqueuse normale, elles pénétraient, par leur fond, dans le tissu musculaire ; le stroma de la muqueuse ne présentait aucune altération, aucune infiltration embryonnaire ;

4° Le parenchyme utérin très épaissi et très dur était remarquable surtout par les épais manchons fibreux périvasculaires qu'on y observait ; les artères étaient atteintes d'endopériartérite : l'élément musculaire était tout à fait normal et intact, peut-être les fibres musculaires étaient-elles un peu hypertrophiées, mais les faisceaux musculaires n'étaient pas traversés par des bandes de sclérose. La sclérose n'était pas diffuse, elle était périvasculaire systématique ;

5° Le revêtement péritonéal de l'utérus était sain macroscopiquement et microscopiquement.

M. le Pr Cornil nous a fait remarquer qu'il est extrêmement

difficile, sinon impossible, de dire, avec certitude, si l'élément musculaire est augmenté de quantité. Il semble, en tout cas, que le rapport réciproque normal des deux tissus conjonctif et musculaire soit conservé dans la grande majorité des examens histologiques.

M. le Pr Cornil pense qu'on doit appliquer l'épithète d'inflammatoires aux lésions constatées, mais que rien ne prouve ni leur origine microbienne, ni leur origine muqueuse. Il a constaté, dans les utérus fibromateux, des altérations tout à fait identiques à celles que nous relatons.

SYMPTOMES

Les types anatomiques que nous avons décrits n'appartiennent qu'aux affections assez accentuées dans leur symptomatologie pour avoir nécessité une intervention opératoire et permis, ainsi, un examen anatomopathologique.

Ces types ne représentent, par conséquent, que les expressions ultimes, pour ainsi dire, des états morbides que nous étudions.

Les symptômes de ces états morbides précèdent pourtant la constitution définitive des lésions et les accompagnent dans leur évolution.

Une bonne description clinique ne peut donc pas se borner à superposer un exposé symptomatique à l'exposé anatomique ; elle doit remonter dans l'histoire des malades, chercher le fil qui relie leurs accidents passés aux phénomènes présents et établir ainsi, par analogie, les types morbides moins complets qui n'aboutissent point à des troubles suffisants pour déterminer le chirurgien à une opération radicale, révélatrice des dégâts anatomiques.

Par un tel procédé, nous serons en mesure de fixer la série des espèces cliniques sous lesquelles se présentent les malades atteintes des accidents pseudo-métritiques qui précèdent la sclérose utérine.

Or, toutes les malades ne parviennent point à la sclérose utérine par le même chemin.

Chez les unes, la sclérose n'est que l'aboutissant d'une longue série d'accidents répartis sur presque toute leur existence génitale : chez les autres, les troubles qui précèdent la sclérose sont moins longs, moins accusés et se précipitent aux approches de la ménopause.

Mais, dans un cas comme dans l'autre, l'évolution des lésions peut s'arrêter à mi-route, souvent même rétrocéder complètement à l'époque de la ménopause et, ainsi, les états morbides qui se terminent souvent par la sclérose utérine, qui la précèdent toujours, apparaissent comme de nouvelles entités cliniques.

Pour nous fixer, considérons quelques éventualités fréquentes de l'histoire des malades atteintes de sclérose utérine.

Une première malade a ressenti ses premiers troubles à l'époque de l'apparition des règles : la menstruation s'est établie difficilement, les règles ont été douloureuses, irrégulières, tantôt très abondantes, tantôt diminuées de quantité ; puis sont survenues des pertes blanches, accompagnées de pesanteurs dans le bas-ventre, de coliques utérines ; le médecin a pensé à une métrite virginale, qui a d'ailleurs guéri, sans traitement, sous l'influence de simples soins d'hygiène. La jeune malade s'est mariée ; dans les premiers temps de son mariage ses troubles pseudo-métritiques se sont reproduits, cependant elle est devenue rapidement enceinte, a accouché à terme, spontanément, n'a présenté ensuite aucun incident infectieux. Quelques mois après l'accouchement sont survenues de nouvelles poussées douloureuses, sans fièvre, sans retentissement péritonéal, avec catarrhe abondant du col, ménorragies profuses, constipation opiniâtre ; ces accidents ont été mis au compte d'une infection puerpérale latente et soignés comme tels. En dépit du traitement, ils ont persisté ; d'abord intermittents, ils sont devenus permanents, les règles ont perdu leur périodicité, de vraies métrorragies se sont produites qui, par leur répétition, leur durée et leur abondance, ont amené une anémie profonde, mis en danger les jours de la malade, et après avoir déterminé plusieurs curettages inutiles, forcé le chirurgien à pratiquer l'hystérectomie vaginale.

L'hystérectomie n'a fait découvrir qu'un utérus scléreux, tapissé d'une muqueuse parfaitement saine, accompagné d'annexes indemnes dans un péritoine sain, on n'a pas trouvé la moindre trace d'un processus inflammatoire et pourtant la malade a été soignée successivement pour :

Une métrite virginale ;

Une métrite conjugale ;

Une métrite puerpérale ;

Une endométrite fongueuse ;

Une métrite parenchymateuse rebelle ;

Sans que jamais le diagnostic posé ait été d'accord par conséquent avec les conditions étiologiques ou anatomiques rebelles.

Voici maintenant une malade dont l'histoire est moins longue, mais non moins caractéristique. Elle a 40 ans, elle est mariée depuis 20 ans et elle est demeurée stérile : son interrogatoire ne révèle que quelques troubles menstruels très anciens, qui n'ont jamais appelé de traitement : les règles ont toujours été très douloureuses et très abondantes, précédées et suivies par un écoulement catarrhal notable ; à part ces incidents, l'appareil génital est demeuré silencieux.

Aujourd'hui, sans cause appréciable, d'autres phénomènes sont apparus ; la malade qui a beaucoup grossi depuis quelques années, qui a eu quelques crises de coliques hépatiques, quelques troubles dyspeptiques, se plaint maintenant de pesanteurs et de coliques dans le bas-ventre, de douleurs vives dans les reins, de pertes blanches non purulentes mais profuses, de ménorragies très abondantes.

Le médecin l'examine et constate que le col utérin est volumineux, congestionné, mais non ulcéré, que le corps utérin très gros est en rétroversion, mais parfaitement mobile, que les annexes sont saines. Il porte le diagnostic de métrite parenchymateuse avec rétroversion, fait quelques cautérisations, quelques pansements, applique un pessaire.

Cependant les douleurs s'accentuent, des métrorragies se produisent, l'utérus devient de plus en plus volumineux et dur, il reste régulier : un autre médecin est appelé ; devant l'abondance des hémorragies, il pense à une métrite fongueuse ou à un polype fibreux, il dilate le col, il examine la cavité utérine : pas de polypes ; il pratique un curettage, pas de fongosités, et les métrorragies reprennent de plus belle.

Au bout de quelques années, après des alternatives d'amélioration et de rechute, les douleurs s'atténuent, les hémorragies diminuent de fréquence et de quantité, l'utérus rétrocède et, spontanément, tout disparaît en quelques mois, tandis qu'un troisième médecin affirme qu'il faut attribuer tous les accidents à une métrite crépusculaire, pour employer l'expression d'Auvard. Ainsi, successivement, la malade a été soignée pour une métrite parenchymateuse avec rétroversion, pour un fibrome cavitaire, pour une métrite crépusculaire, sans qu'aucun de ceux qui l'ont traitée ait jamais découvert ni cherché la cause réelle de ses troubles, sans qu'aucun tente d'expliquer comment une infection capable de produire tant et de si graves désordres, s'éteigne sous la seule influence de l'évolution physiologique.

Envisageons une troisième malade : son histoire est, pour ainsi dire, calquée sur celle de la précédente, ses troubles utérins naissent et se comportent de même ; mais, à l'époque de la ménopause, au lieu de rétrocéder, ils persistent et s'accentuent, l'utérus augmente de volume, la présence d'un fibrome est incontestable et l'hystérectomie, rendue nécessaire, vient montrer un utérus scléreux hypertrophique avec plusieurs noyaux myomateux ; vers le fibrome s'est accomplie l'évolution de la soi-disant métrite parenchymateuse qu'on lui a attribuée quelques années auparavant.

Enfin, une dernière malade s'impose à notre attention ; elle est atteinte d'un prolapsus utérin total, avec hypertrophie sus vaginale du col et métrorragies très abondantes qu'on attribue à des fibromes utérins ; on se décide à lui faire une hystérectomie vaginale et l'utérus extirpé est nettement et uniquement scléreux, très fortement augmenté de volume.

En parcourant l'histoire morbide de cette malade, nous apprenons que tous ses troubles datent de loin ; comme les malades précédentes, elle a toujours eu des règles difficiles, douloureuses et abondantes, comme elles, on l'a soignée, à diverses reprises pour des métrites ; longtemps, on a attribué son prolapsus et ses manifestations utérines aux conséquences d'un accouchement qui pourtant a été normal et sans suites infectieuses ; en l'interrogeant de plus près nous apprenons que déjà, durant sa virginité, son utérus tendait au prolapsus, que déjà elle perdait en blanc et souffrait du ventre.

Voilà donc quatre malades, toutes quatre atteintes de sclérose utérine, dont l'une a guéri spontanément, dont les autres ont dû être opérées, respectivement, pour des hémorragies, pour un fibrome, pour un prolapsus, qui ont des lésions identiques, des histoires morbides semblables, et qui ont attiré sur elles tous les diagnostics anatomiques et étiologiques des métrites, bien qu'elles paraissent avoir, les unes et les autres, échappé à toute infection génitale.

Une conclusion s'impose : c'est que la série des troubles utérins dus à l'évolution d'une sclérose utérine peut simuler tous les types de métrite.

Il ne nous est donc point permis de nous contenter, pour montrer les différents aspects que peut présenter une malade qui tend à la sclérose utérine, d'ébaucher seulement l'histoire synoptique des utérus scléreux ; il nous faut, maintenant, faire l'analyse de chaque épisode clinique, il nous faut établir par quels caractères il rappelle telle forme de métrite, par quels caractères il mérite d'en être distrait.

Nous épurerons ainsi les différents groupes des métrites des éléments étrangers qui leur sont, à tort, adjoints et qui rendent si confuse leur physionomie.

Pour une semblable description analytique un seul procédé s'offre à nous : suivre l'ordre chronologique des divers accidents que peuvent simuler les femmes prédisposées à la sclérose utérine, dans le courant de leur vie génitale, depuis l'époque de l'établissement des règles jusqu'à celle de la ménopause.

Ce procédé nous permettra d'aller des formes frustes de la sclérose utérine aux formes constituées et parfaites, en comparant, chemin faisant, chacune d'elles aux formes des métrites qu'elles évoquent, depuis la métrite virginale jusqu'à la métrite crépusculaire.

Métrite virginale. — Il est difficile, il est impossible de nier que la métrite virginale existe ; il est certain qu'à la suite de vulvite infectieuse blennorragique ou autre, qu'à la suite de manœuvres de masturbation, on voit se développer chez certaines jeunes filles dont l'hymen est intact, tous les phénomènes d'une métrite : douleurs vives, pertes blanches purulentes, ballonnement du ventre, constipation, nausées, augmentation du volume de l'utérus, ulcérations du col et souvent lésions annexielles. Il ne peut être question, dans ces cas, de nier la métrite, l'infection utérine ; mais lorsqu'on examine les observations publiées sous le titre de métrite virginale on ne tarde pas à voir que la plupart ne mentionnent pas l'ensemble des phénomènes que nous venons d'énumérer.

Dans la thése de Bouton (Paris, 1887), relevons quelques observations.

L'observation I a trait à une couturière de 20 ans, fille d'un père mort phtisique qui est irrégulièrement et douloureusement réglée, qui a des pertes blanches et qui est nerveuse.

Comme phénomènes locaux, elle présente un col douloureux, rouge, tuméfié, mais non ulcéré.

Comme phénomènes généraux, de la dilatation de l'estomac.

Elle guérit en un mois.

L'observation II ne présente comme symptômes que des ménorragies.

L'observation III est classée comme métrite hémorragique se terminant par la mort.

Doléris, qui rapporte ces observations en les critiquant, ajoute :

« Moi aussi, j'ai vu des cas de cette prétendue métrite des « vierges. Entr'autres trois cas de rétroversion dont l'un avec « utérus très instable, hypersécrétion. »

Où sont dans tous ces cas les signes d'une vraie métrite, d'une inflammation microbienne de l'utérus ? nulle part !

Ces quelques malades ont été suivies pendant un mois, six semaines, puis perdues de vue ; elles ont eu quelques troubles utérins, immédiatement on conclut métrite, sans chercher ni la cause, ni les signes, ni la marche des métrites.

Or, quels phénomènes présentent ces malades ? des troubles congestifs qui vont jusqu'à la ménorragie, jusqu'à la métrorragie, des douleurs, mais sans retentissement péritonéal, sans phénomènes réactionnels, des pertes blanches non purulentes qui peuvent très bien n'être que l'expression d'un état congestif, des déplacements utérins, de la rétroversion, mais de la rétroversion mobile sans lésions des annexes qui traduisent une laxité des tissus fibreux.

Et à côté de cela que sont ces malades ? des nerveuses, des constipées comme toutes les nerveuses ; l'une d'elles présente de la dilatation de l'estomac.

Comment ne pas voir dans tous leurs troubles non pas le résultat d'une infection que leur virginité rend improbable, et dont rien ne vient témoigner ; mais l'expression d'un trouble général qui se traduit par une tendance congestive, le relâchement des tissus fibreux, les phénomènes nerveux concomitants ?

Cela est évident : la grande majorité des métrites des vierges ne sont pas de vraies métrites, elles constituent la première manifestation des troubles utérins d'abord intermittents qui mèneront, par degrés, les malades à une sclérose utérine plus ou moins précoce.

Il suffit d'examiner leurs symptômes avec quelque esprit critique, pour affirmer qu'ils ne dépendent pas d'une infection ; il suffit d'interroger le passé des malades atteintes de sclérose utérine, pour saisir dans leurs antécédents des symptômes analogues et pour assigner à ceux-ci leur valeur significative et, en quelque sorte, prémonitoire.

Métrite hémorragique. — Parmi les malades classées comme atteintes de métrite hémorragique, nous allons retrouver le même dualisme entre les cas qui dépendent manifestement de l'infection et ceux qui lui échappent.

Certaines métrites hémorragiques survenant dans le cours ou à la suite de métrites blennorragiques ou puerpérales découlent manifestement de l'infection ; contre ces métrites, le curettage et le chlorure de zinc, réussissent également bien ; une fois détruite la muqueuse infectée, tous les phénomènes disparaissent si les annexes sont restées saines.

Mais à côté de ces cas élémentaires, que d'éventualités différentes classées pourtant dans le même groupe morbide !

Des malades toujours indemnes d'infection commencent à souffrir du bas-ventre, leurs règles deviennent plus abondantes et bientôt elles présentent des métrorragies profuses que rien n'arrête, qui nécessitent l'hystérectomie, après plusieurs curettages inutiles. Est-ce là la marche d'une métrite infectieuse vulgaire ? certainement non.

Il suffit d'ailleurs, pour s'en convaincre, de lire l'histoire succincte de deux malades qui font l'objet des observations VI et VII de la thèse de Schmidt. Nous avons rapporté, au chapitre de l'anatomie pathologique, l'examen histologique de leur muqueuse utérine ; nous en avons tiré argument contre l'origine infectieuse des lésions constatées. Il est intéressant de confronter, ici, leurs observations cliniques.

La première est une femme de 42 ans, soignée dans le service du Dr Routier, à Necker.

Elle a été réglée à 13 ans, elle souffre dans le ventre, surtout du côté gauche, depuis 14 ans, elle n'a jamais fait de fausse couche, jamais eu de retard de règles.

Depuis trois ans, les règles, jusque-là très régulières, sont devenues très abondantes ; elles sont revenues toutes les trois semaines, tous les quinze jours, elles laissent, dans les derniers temps, à peine quelques jours de répit à la malade.

A l'examen, l'utérus paraît normal, le col est conique à orifice punctiforme, les annexes sont saines.

Tout symptôme de métrite étant absent et les métrorragies persistant, en dépit des soins, on pense à un néoplasme et on fait l'hystérectomie vaginale qui permet d'examiner l'utérus.

C'est un utérus long de 9 centimètres, à parois épaisses ne contenant aucun fibrome, présentant une muqueuse lisse et unie, sans fongosités ; un type d'utérus scléreux.

La seconde observation rapporte longuement l'histoire d'une femme de 32 ans dont la mère a eu un prolapsus utérin.

Réglée à 17 ans 1/2, irrégulièrement et abondamment, cette malade a eu, à 20 ans, une ménorragie qui a nécessité le tamponnement.

Mariée à 20 ans, elle a eu 4 accouchements à terme et une fausse couche. Elle a perdu abondamment après le premier accouchement et après la fausse couche.

Depuis deux ans, ses règles sont devenues tout à fait irrégulières et très abondantes, un premier curettage ne lui a donné que deux mois de répit, — une cautérisation intra-utérine n'amène pas une sédation plus longue.

Le col est gros et non sans déchirure ni ulcérations, le corps est très volumineux.

Devant la persistance des hémorragies, l'hystérectomie vaginale s'impose.

L'utérus a 11 centimètres, les parois sont très épaisses, la muqueuse est lisse sans fongosités.

Nouveau type d'utérus scléreux.

Ainsi voilà deux malades, dans l'histoire desquelles on ne relève pas trace d'infection, pas apparence de métrite, et qu'on étiquette métrite hémorragique, parce qu'il est admis que tous les troubles utérins sont des métrites !

Mais que relevons-nous dans leurs antécédents ? La première souffre depuis 14 ans du ventre, la seconde a eu à 20 ans, avant le mariage, une ménorragie assez abondante pour nécessiter le tamponnement ; n'y a-t-il pas, chez toutes les deux, une tendance morbide très ancienne de leur utérus, une tendance bien antérieure à leurs accidents actuels et qui les a préparés ? Ces malades ne se rattachent-elles pas, par une partie de leurs antécédents, à la classe des pseudo-métrites des vierges, toute leur aventure clinique ne reproduit-elle pas fidèlement le tableau des malades destinées à la sclérose utérine ?

Nous nous en voudrions d'insister. Nous avons hâte de conclure.

Une partie des cas actuellement dénommés métrite hémorragique ne ressortissent pas à la métrite, ils se rattachent à la grande classe des scléroses utérines dystrophiques par leur étiologie, leur marche et leurs lésions.

Métrites douloureuses. — A côté de ces exemples si nets de sclérose utérine jouant la métrite hémorragique, il nous faut classer un autre mode de la sclérose utérine qui se rapproche du précédent par l'abondance du flux menstruel, qui s'en distingue par la prédominance du symptôme : douleur. On range aujourd'hui les cas de cette espèce clinique dans le groupe des métrites parenchymateuses douloureuses. Cette variété de métrite embarrasse beaucoup, par son allure bizarre, les gynécologues partisans exclusifs de l'infection. Pour donner la clef de ses particularités, ils sentent la nécessité de recourir à des explications hypothétiques préliminaires.

Je cite Pozzi en propres termes (T., Gynéc., p. 190) :

« Cette métrite chronique est le résultat d'une infection « ayant évolué lentement, d'une façon sournoise et larvée, « parfois même *ayant sommeillé avant d'avoir fait son apparition,* « assez longtemps après que la cause infectante a disparu. Il y « a là, en un mot, des faits analogues à ceux que Verneuil a « réunis sous le nom de microbisme latent. Ils en présentent « la marche insidieuse, les répits trompeurs et les exacerbations « inattendues, si bien qu'il y a plus d'un point de contact dans « l'allure clinique d'un foyer d'ostéite ancienne et celle d'une « métrite chronique. Dans l'intervalle des poussées aiguës qui « sont toujours imminentes, l'un et l'autre constituent plutôt « une infirmité qu'une maladie ».

De telles raisons pourraient paraître valables et sont, en tout cas, ingénieuses. Mais qu'est-ce qu'une infection ayant sommeillé avant d'avoir fait son apparition ? Nous ne nous chargeons pas de l'expliquer. Dans l'ostéomyélite, après une première poussée aiguë, les accidents peuvent ne reparaître qu'à une échéance très tardive, mais la poussée aiguë a existé et le microbisme est devenu latent après avoir été apparent. Là, au contraire, on admet, contrairement à toutes les règles de pathologie générale, qu'il est latent d'emblée : nous ne pouvons voir dans un tel artifice qu'une défaite déguisée.

Quoiqu'il en soit, la métrite chronique douloureuse, ou engorgement utérin des vieux auteurs, apparaît insidieusement, soit chez une femme stérile, soit quelques mois ou quelques années après un accouchement sans suites pathologiques. Elle est caractérisée, comme le dit très justement Pozzi, que nous voulons suivre dans sa propre description, par la sensation de pesanteur, les douleurs de reins, rendant la marche et la station pénibles, par la dysménorrhée, par le volume anormal de l'utérus.

Peu à peu les douleurs deviennent plus fortes et peuvent condamner les malades à un repos à peu près complet.

Ces douleurs sont constantes : elles subissent cependant des exacerbations considérables au moment des règles ou à la suite de toutes les causes de congestion pelvienne, telles que voyages en voiture ou en chemin de fer.

A l'examen de la malade on trouve un col très augmenté de volume, de consistance scléreuse, mais à surface assez régulière. Au spéculum ce col se présente avec une apparence tuméfiée, couperosée, mais on n'observe généralement ni ulcération, ni ectropion de la muqueuse.

Le corps utérin est sensiblement augmenté de volume dans le sens vertical et dans le sens transversal, pourtant le cathétérisme n'indique pas un approfondissement considérable de la cavité utérine, celle-ci mesure 7 à 8 centimètres, de sorte que l'augmentation de volume est due surtout à un épaississement des parois utérines.

Très souvent le corps présente une position vicieuse : presque toujours il s'agit d'une rétroversion, mais d'une rétroversion tout à fait mobile, facilement réductible, qui n'est visiblement pas liée à des adhérences inflammatoires.

Les culs-de-sac sont libres, les annexes paraissent absolument saines, mais souvent l'ovaire est gros et très douloureux à la pression.

Cette douleur ovarienne amène fréquemment le chirurgien à penser à une annexite, sur le compte de laquelle il met tous les symptômes ; mais, quand on interroge la malade de près, on s'aperçoit que cette pseudoannexite a évolué sans fièvre, sans poussées pelvipéritonitiques, sans phénomène réactionnel d'aucune sorte du côté du péritoine, on constate de plus que la trompe est saine, non augmentée de volume, qu'on a affaire en réalité à de simples ovaires sclérokystiques.

L'association de la sclérose ovarienne à la sclérose utérine est, en effet, très fréquente et c'est souvent à cette association qu'il convient d'attribuer l'intensité et la variété des phénomènes douloureux dont se plaignent les malades.

A un examen superficiel, ces phénomènes douloureux parais

sent dus à une infection utéro-annexielle ; leur mode d'apparition et leur évolution permettent, pourtant, de ne pas leur attribuer cette origine ; les poussées douloureuses sont capricieuses et non fébriles, elles se répètent pendant de longues années sans que la situation des malades se modifie : à la longue l'état de souffrance continue amène une physionomie languissante et maladive, mais souvent les malades conservent une apparence de santé floride en dépit de la longue période morbide qu'elles ont traversée. Ce seul caractère permet d'éliminer l'hypothèse d'une infection aussi latente qu'on la suppose au début ; car, au jour où elle aurait cessé de l'être, ses désordres se seraient progressivement étendus au péritoine et à l'économie tout entière.

En résumé ce qui caractérise la pseudométrite douloureuse, c'est l'apparition insidieuse, en dehors des causes banales d'infection utérine, de douleurs localisées au niveau de l'utérus, souvent accompagnées d'hypertrophie et de déviation utérine, persistant durant plusieurs années, sans complications salpingiennes ou péritonéales d'aucune sorte en dépit de la coïncidence fréquente de la sclérose kystique des ovaires avec la lésion utérine.

Cette pseudométrite peut apparaître à tous les âges de la vie génitale de la femme : elle constitue souvent une des variétés de la métrite virginale, elle peut précéder la pseudométrite de la ménopause ou l'apparition des fibromes utérins, elle est un des modes de la sclérose utérine.

Métrite parenchymateuse chronique. — Par une insensible transition l'étude de la métrite douloureuse nous amène à celle de la métrite parenchymateuse chronique, c'est-à-dire à celle des gros utérus atteints de catarre glandulaire, sans complications annexielles, ni péritonéales. Nous avons assez longuement fait, au chapitre d'anatomie pathologique, la critique de cette pseudo métrite dans laquelle la muqueuse est saine et le parenchyme seul atteint, pour ne point la reprendre ici au point de vue clinique. Nous nous contentons de mentionner cette forme à sa place, en disant qu'elle répond, parfois, à un type que nous décrirons plus loin : la métrite vraie du col chez l'arthritique nerveuse.

Nous avons hâte de passer à l'examen du type le plus parfait de la soi-disant métrite parenchymateuse, celui où l'utérus est énorme, lardacé, sclérosé ; c'est le type de la métrite parenchymateuse hypertrophique.

Métrite parenchymateuse hypertrophique ; utérus géant. — La métrite parenchymateuse hypertrophique est généralement passée à peu près complètement sous silence par les auteurs. On y fait allusion au chapitre des métrites chroniques, on glisse sur elle au chapitre des fibromes ; ne sachant à quoi la relier, on la néglige. C'est pourtant une forme morbide fréquente, importante par les hémorragies qui l'accompagnent, par sa résistance aux traitements divers, par la possibilité de sa régression spontanée à l'âge de la ménopause. Pour nous, c'est le type parfait de la sclérose utérine constituée, l'aboutissant naturel des divers états que nous avons précédemment étudiés : à ce titre elle mérite toute notre attention.

Les malades atteintes de sclérose utérine hypertrophique, viennent généralement consulter le chirurgien pour des métrorragies graves. Soit que depuis longtemps elles se soient adonnées à des traitements variés, soit qu'elles aient négligé leurs troubles antécédents, elles présentent une histoire très identique. Leurs troubles utérins remontent à beaucoup d'années ; elles ont souffert avant le mariage, après le mariage, à l'occasion de leurs accouchements, elles ont toujours eu des règles abondantes et souvent des règles douloureuses, des pertes blanches intermittentes, des pesanteurs au niveau du bassin, des tiraillements dans la région lombaire : puis leurs règles sont devenues plus abondantes, moins régulières et enfin, complètement déréglées, elles sont aujourd'hui presque constamment dans le sang, suivant leur expression.

Lorsqu'on pratique l'examen de telles malades, le doigt tombe généralement sur un col volumineux, de consistance dure et égale, de surface lisse : parfois, pourtant, quand l'examen est fait pendant les hémorragies, le col est plus mou et présente un orifice entr'ouvert occupé par des caillots. Ce col est facilement mobilisable et n'est pas douloureux au toucher. Les culs-de-sac sont souples et indolores.

Par l'examen bimanuel on décele un utérus extrêmement augmenté de volume, remontant à 4, 5 travers de doigt au-dessus de la symphyse, parfois jusqu'au niveau de l'ombilic. Cet utérus est fortement augmenté aussi dans le sens transversal; toutefois il n'est pas globuleux comme dans la grossesse, quoique très lisse et très régulier et il donne aux mains qui l'explorent une sensation de dureté tout à fait différente de la sensation de rénitence sus-vaginale qu'on observe pendant la grossesse.

On s'assure facilement que la mobilité de l'utérus est parfaite dans tous les sens et que, pas plus que la pression, elle ne provoque de douleur, dans la majorité des cas. Les annexes se présentent tout à fait saines ; parfois les ovaires sont un peu gros et un peu plus sensibles que normalement à l'exploration.

L'examen du col au spéculum fait constater son volume exagéré, sa turgidité, sa teinte ecchymotique ou, au contraire, une certaine lividité si on l'examine à la suite d'une hémorragie abondante ; mais on n'y découvre ni ulcération, ni ectropion de la muqueuse.

Le cathétérisme utérin révèle un agrandissement énorme de la cavité utérine qui peut atteindre 12, 13, 14 centimètres de profondeur ; cette cavité est libre : ni l'hystéromètre, ni le doigt, ni la curette n'y révèlent ni polypes, ni fongosités ; au contraire, la surface de la muqueuse une, fois débarrassée des caillots, est remarquablement lisse et égale.

On se trouve, en un mot, en face d'une hypertrophie utérine extrêmement considérable, sans aucun autre phénomène concomitant.

La maladie suit une marche très uniforme : grâce au repos, aux injections chaudes, aux médicaments hémostatiques, les hémorragies peuvent s'atténuer ou s'arrêter, mais elles reprennent bientôt et amènent à leur suite tous les troubles des anémies graves dont la mort peut résulter.

Très souvent les malades de cette catégorie ont été plusieurs fois curettées sans succès et elles viennent consulter le chirurgien, tout à fait exsangues et désespérées.

L'hystérectomie vaginale est d'ailleurs le seul traitement à leur proposer et c'est un traitement d'urgence et de nécessité. Elle permet d'examiner directement leur utérus et d'y constater uniquement les lésions de sclérose uniforme sur lesquelles nous nous sommes étendus. Très souvent les ovaires présentent en même temps une dégénérescence scléreuse polikystique.

Voilà un exemple typique de sclérose utérine pure. Combien peu différents sont les cas où, à cette sclérose s'associe une dégénérescence fibromateuse, localisée ou multiple.

Même histoire clinique, mêmes constatations à l'examen physique de la malade : quand la tumeur fibreuse est petite, noyée dans un tissu de sclérose, elle ne se révèle ni par des symptômes particuliers, ni par une forme spéciale de la tumeur utérine ; elle n'apparaît que comme un épiphénomène sans portée apparente. Mais pour nous cet épiphénomène a une importance toute spéciale, car il nous révèle le lien intime qui relie la sclérose à la fibromatose utérine.

Toutes deux nous apparaissent ainsi comme les aboutissants morbides de tendances depuis longtemps marquées dans l'histoire des malades, tendances qui se sont révélées sous forme de pseudométrites.

Nous venons d'étudier la sclérose totale, également répartie dans tout l'organe utérin ; il nous reste à considérer le cas de sclérose partielle.

Hypertrophie sus vaginale du col et prolapsus utérin. — Le type de cette sclérose partielle est l'hypertrophie sus vaginale du col qui le plus souvent accompagne un prolapsus utérin. C'est la seule sclérose du col que nous voulions étudier ; car c'est la seule qui nous apparaisse pure de tout élément infectieux. Nous sommes intimement convaincus que beaucoup de scléroses du col participent des tendances morbides des malades plus que de l'infection : mais l'infection existe, elle est palpable, elle peut expliquer les phénomènes morbides, elle tient la première place et elle doit la garder. Il en est tout autrement dans l'hypertrophie sus vaginale du col : celle-ci n'affecte pas les formes ordinaires des scléroses inflammatoires, elle se développe tout à fait silencieusement et elle s'associe à une dystrophie des tissus vaginaux et des liens fibreux de l'utérus qui échappe certainement à une cause infectieuse.

Elle rentre donc tout à fait dans le cadre de notre thèse.

Déjà, à propos des pseudométrites des vierges et des pseudométrites douloureuses, nous avons noté la fréquence des rétroversions utérines qui vient témoigner d'une déchéance concomitante des tissus utérins et periutérins ; déjà, dans ces cas, on tenterait vainement d'expliquer par la congestion permanente de la matrice et la minime augmentation de poids qui en résulte le relâchement des moyens de contention et de suspension. Il faut bien admettre que l'étoffe même de ces liens est viciée, l'insuccès des opérations d'Alexander, la fragilité souvent excessive des ligaments ronds qu'on constate en les pratiquant, viennent en donner une preuve absolue.

Le fait qu'une autre forme de sclérose, la sclérose hypertrophique du col, se montre, à des degrés divers, mais d'une façon permanente en même temps que le relâchement vaginal et que celui de la sangle pelvienne de l'utérus, nous signale de manière plus saisissante encore l'influence d'une même cause de dystrophie des tissus.

La conception purement mécanique de ces troubles qui est, aujourd'hui encore, admise et enseignée, ne se soutient que grâce à de subtiles distinctions, grâce à des contradictions constantes. Tantôt c'est l'hypertrophie du col qui est primitive et qui entraîne le retournement du vagin ; tantôt c'est le prolapsus vaginal qui se produit d'abord et qui allonge le col par traction. Pour le même fait, alternativement, on produit deux interprétations, suivant que l'une ou l'autre semble plus rationnelle. Afin de les rendre plus acceptables encore, on leur adapte même des hypothèses pathogéniques différentes ; c'est ainsi que chez les vierges atteintes de prolapsus, l'hypertrophie du col serait primitive et résulterait d'une anomalie de développement, tandis que chez les femmes âgées cette même hypertrophie serait secondaire et résulterait d'une métrite parenchymateuse ; ainsi des altérations différentes par leur nature et un mécanisme inverse produiraient, en définitive, un même tableau clinique ! Il nous semble qu'il suffit d'exposer de telles conclusions, longuement discutées partout, cependant, pour en faire sentir toute la faiblesse et légitimer une façon de voir entièrement différente et beaucoup plus conforme aux faits.

Au chapitre d'anatomie pathologique nous avons montré que l'hypertrophie sus vaginale était due à une vraie altération trophique du col avec sclérose périvasculaire et non à un trouble inflammatoire, à un processus métritique. La clinique nous fait constater que très souvent, la tendance au prolapsus utérin remonte à l'adolescence : c'est donc bien une tendance naturelle et constitutionnelle.

Quelques faits nous permettent d'établir que la sclérose hypertrophique du col peut atteindre toute la matrice, qu'un utérus géant peut être prolabé, comme il peut être rétroversé, qu'on rencontre, souvent, dans les prolapsus utérins, des utérus fibromateux ; que les femmes atteintes de prolapsus ont eu, la plupart du temps, durant toute leur vie, des règles abondantes ou douloureuses ; que beaucoup de ces femmes présentent des troubles nerveux plus ou moins intenses, des bizarreries de caractère, de l'incohérence intellectuelle, souvent de véritables psychoses susceptibles de se développer après les interventions opératoires. Voilà des faits qui relient intimement l'histoire de l'hypertrophie du col et celle des prolapsus à l'histoire générale de la sclérose utérine dystrophique des arthritiques nerveuses que nous venons de tracer.

Par eux, nous pouvons concevoir la sclérose hypertrophique du col comme un cas particulier des dystrophies génitales. La dystrophie qui a pour caractères principaux la sclérose, la congestion et le relâchement des tissus fibreux atteint, à des degrés divers, le vagin, le col de l'utérus, les ligaments utéro sacrés et produit, avec des nuances, un ensemble symptomatique remarquablement uniforme, caractérisé par l'allongement du col, le relâchement du vagin et l'abaissement de l'utérus, même quand le périnée est intact et solide, comme chez les vierges.

La parenté de cette forme de dystrophie avec celles que nous avons étudiées résulte d'abord du fait qu'elle peut apparaître, comme elles, spontanément et d'une façon précoce, durant la virginité, ensuite du fait qu'elle est associée très souvent à des pseudométrites d'allures identiques à celles que nous avons envisagées, enfin du fait qu'elle peut se combiner avec les formes les plus accentuées et les plus nettes de sclérose utérine constituée : l'utérus géant et l'utérus fibromenteux.

Nous avons décrit, en les dissociant de la classe confuse des métrites chroniques et en produisant, au fur et à mesure, à l'appui de nos idées, les arguments les plus frappants, les types cliniques que nous rattachons à l'évolution de la sclérose utérine.

Pour mener à son terme cette longue et délicate enquête, nous nous sommes constamment fondés sur trois éléments principaux : l'absence de toute cause infectieuse à l'origine de l'affection utérine, l'évolution particulière des lésions, leur tendance à la sclérose hypertrophique et à la fibromatose, sans propagation annexielle, ni péritonéale.

Sclérose utérine et cancer. — Notre devoir est de signaler ici, qu'on retrouve ces principales particularités chez les malades atteintes de cancer utérin et même de néoplasmes annexiels.

Nous ne voulons point tirer de là une conséquence scientifique ; nous ne prétendons point faire des cancers un des modes de la sclérose utérine.

Mais il nous paraît utile, surtout au point de vue pronostic, de noter une telle coïncidence ; sa connaissance nous permet, en effet, d'envisager jusqu'à un certain point l'avenir des malades que nous avons étudiées.

Celles-ci verront parfois la fin de leurs maux et de leurs troubles à l'âge de la ménopause ou, au contraire, leur utérus sera atteint de sclérose hypertrophique, de fibrome ou de cancer, parfois de fibrome et de cancer à la fois.

Cette notion est précieuse à retenir ; elle vient d'ailleurs, encore, à l'appui de nos idées ; nous avons considéré, en effet, nos malades comme atteintes d'une dystrophie générale, à manifestation génitale et depuis longtemps on a établi la fréquence du cancer chez les malades atteintes de dystrophie arthritique ; or nous montrerons plus loin que nos malades présentent tous les stigmates de la diathèse arthritique.

Formes mixtes. — Quoiqu'il en soit, sous ces apparences diverses, mais reconnaissables pourtant à certains traits particuliers, se présentent les manifestations de la sclérose utérine.

Déjà fallacieuses quand elles sont pures, elles le deviennent beaucoup plus encore quand elles s'associent à une infection utérine.

Le fait est fréquent, pourtant, car nos malades n'échappent point aux chances fréquentes de contamination qui menacent la femme.

Dans l'infection elles apportent leurs prédispositions latentes ou déjà développées : le tableau morbide des métrites s'en trouve modifié.

Il n'est pas possible de dire dans quel sens il se modifie dans tous les cas ; il y a là une question d'espèces dont nous ne pouvons mentionner que les plus fréquentes.

Quand la métrite aiguë se développe sur un utérus scléreux, elle évolue comme sur un utérus indemne ; mais elle met en jeu d'une façon extrême la tendance congestive naturelle et la susceptibilité nerveuse des malades : on voit survenir des hémorragies parfois abondantes et durables et se produire des troubles réflexes intenses, à cela se bornent les particularités symptomatiques.

Mais la période aiguë une fois passée, l'utérus naturellement congestif va retenir en quelque sorte l'infection qui l'a touché : dans un utérus scléreux plus aisément que dans un autre, la métrite tendra à passer à l'état chronique, de même que la blennorragie dans l'urètre des arthritiques. Elle se cantonnera alors dans le col et n'offrira, dans cette localisation, qu'un caractère spécial : celui d'amener une hypersécrétion glandulaire beaucoup plus considérable que chez une malade quelconque. Mais, de plus, cette inflammation persistante du col entretiendra, par voie réflexe, une congestion permanente du corps ; il en résultera très souvent des métrorragies paradoxales en apparence puisque la muqueuse du corps est revenue à l'état normal, et une augmentation de volume de l'utérus, symptômes qui pourront disparaître par une simple excision de la muqueuse cervicale malade, témoignage certain de leur origine réflexe dans un utérus prédisposé.

Tels sont les caractères principaux des métrites chez les femmes prédisposées à la sclérose, elles peuvent donner lieu cependant à des phénomènes plus complexes encore, quand à la métrite vient se surajouter une infection des annexes.

La congestion utérine réflexe qu'amène la lésion annexielle s'exerçant alors sur un utérus dont le système vasculaire est malade, cause des métrorragies extrêmement abondantes d'une part, et de l'autre, donnant une sorte de fouet à la prédisposition morbide, détermine une hypertrophie plus considérable de la matrice.

Souvent alors, comme nous le verrons à propos du traitement, la castration annexielle, même combinée à une opération sur le col et à un curettage, laisse persister des troubles utérins graves, qui appelleront l'hystérectomie secondaire.

Du fait de la simultanéité d'une sclérose dystrophique et d'une infection utérine, il y a donc d'importantes considérations pronostiques à tirer et à retenir.

Malheureusement il est souvent difficile, sinon impossible, de faire la part de chaque lésion.

Il faut simplement se souvenir que, chez les arthritiques atteintes d'une métrite banale, le chirurgien doit tenir compte à la fois des accidents infectieux et d'une sclérose utérine dystrophique toujours à craindre.

Nous verrons au chapitre du traitement la conduite que doit inspirer une telle notion.

Ici nous ne voulons noter qu'un fait ; l'évolution des métrites infectieuses affecte chez les arthritiques une physionomie un peu spéciale due à l'évolution concomitante d'une sclérose utérine.

Après cette rapide incursion dans le domaine de l'infection, grâce à laquelle nous avons pu entrevoir des formes mixtes d'affections de la matrice, revenons aux formes pures de la sclérose utérine.

Caractères généraux de la sclérose utérine. — Les quelques exemples que nous avons cités au début de ce chapitre, pour nous orienter, dès l'abord, à travers les symptômes complexes que réalise l'évolution variable de cette sclérose, nous ont fait pressentir la parenté des différents types morbides que nous avons ensuite isolément envisagés.

Chacun d'eux possède son individualité clinique par la prédominance ou par le moment d'apparition d'un symptôme, chacun d'eux possède aussi son individualité anatomique par quelques traits anatomo-pathologiques particuliers qui ressortent sur le fonds commun de la sclérose.

A la métrite des vierges répond la tendance à la sclérose avec congestions utérines.

A la pseudo métrite hémorragique, la sclérose utérine avec télangiectasie.

A la pseudo métrite parenchymateuse douloureuse, la sclérose utérine avec ovaires sclérokystiques.

A la pseudo métrite parenchymateuse simple, la sclérose utérine avec hypertrophie du col.

A l'hypertrophie susvaginale du col avec prolapsus, la sclérose utérine avec relâchement des tissus fibreux.

Au type de l'utérus fibreux géant, la sclérose utérine hypertrophique.

Au type de l'utérus fibromateux, la sclérose utérine avec noyaux myomateux

Lorsqu'on envisage d'ensemble tous ces symptômes et toutes ces lésions, une observation vous frappe, c'est qu'ils représentent une sorte d'échelle à laquelle ne manque aucun échelon, à la base de laquelle nous trouvons la simple tendance congestive de l'utérus, tandis qu'au sommet se montre le type pur et parfait de la sclérose constituée, de l'utérus géant avec ou sans fibromes.

Nous voulons tenter, maintenant, de montrer les caractères symptomatiques communs qui relient tous ces types cliniques, de même que l'identité des altérations cellulaires unifie les types anatomiques en dépit de leur variété.

Nous pourrions nous contenter de remarquer, comme nous l'avons fait en tête de ce chapitre, que beaucoup de nos malades offrent successivement plusieurs des apparences symptomatiques que nous avons décrites. C'est déjà un élément de certitude que ces apparences traduisent un même trouble général ; mais ce trouble général se manifeste encore par d'autres phénomènes qui se produisent d'une façon permanente plus ou moins accentués chez toutes nos malades.

Elles sont nerveuses ; elles présentent des troubles viscéraux ; elles offrent tous les signes de l'arthritisme.

Toutes les malades qui tendent à réaliser ou qui ont réalisé la sclérose utérine sont des nerveuses ; chez elles, le nervosisme se manifeste sous toutes ses formes depuis les plus atténuées jusqu'aux plus graves.

Souvent c'est une simple tournure du caractère qui est triste, inquiet, facilement irritable ; les malades sont continuellement préocupées de leurs douleurs, portées à les exagérer ; par degrés elles inclinent vers la neurasthénie et l'hypochondrie.

D'autres fois se montrent, d'emblée, des troubles nerveux plus caractérisés ; l'hystérie se révèle par tous ses stigmates et il est alors essentiel d'en tenir compte pour apprécier justement la réalité et l'importance des phénomènes douloureux qui sont intenses.

Enfin c'est à la sclérose utérine qu'appartiennent, la manie puerpérale mise à part, l'immense majorité des psychoses qui se développent chez les malades gynécologiques. Ces troubles mentaux vrais qui constituent la folie post-opératoire, évoluent surtout chez des femmes atteintes de prolapsus utérin ou de névralgies pelviennes. L'opération que nécessite leur état fait éclore ces troubles avec une sorte de brutalité, si bien qu'on songe à incriminer l'acte opératoire seul ; mais l'observation attentive de la malade révèle toujours l'incohérence de ses pensées, de ses paroles et de ses actes bien avant l'opération.

Les femmes à utérus scléreux présentent donc des phénomènes nerveux qui vont de la simple bizarrerie du caractère jusqu'à la psychose grave.

A côté des troubles nerveux, nous trouvons des troubles viscéraux qui portent généralement sur les viscères abdominaux. Très fréquemment, on observe chez la même malade, dans le même temps ou à quelques années d'intervalle, un rein flottant par exemple et une sclérose utérine. Combien souvent, chez les jeunes filles qui souffrent d'accidents pseudométritiques, accompagnés de troubles digestifs, ne décèle-t-on pas une dilatation de l'estomac plus ou moins considérable ! La constipation qui est constante chez tous les malades vient, d'autre part, témoigner de l'inertie intestinale.

Mais ce sont les adultes de 35 à 45 ans, atteintes de sclérose utérine, qui présentent le tableau le plus complet des troubles viscéraux ; chez ces malades souvent fortement adipeuses, le ventre est flasque, retombe en tablier sur le pubis, bombe fortement au niveau des aines dans les efforts et dans la toux ; cette apparence extérieure vient signaler le relâchement général des tissus fibreux qui porte sur les liens viscéraux, sur l'estomac, sur les côlons, sur l'intestin grêle et qui produit l'entéroptose avec l'ensemble des troubles digestifs mécaniques et des troubles nerveux réflexes qu'elle provoque ou qu'elle accentue ; souvent cette catégorie de malades présente un utérus rétroversé ou prolabé, et l'existence d'un autre prolapsus viscéral vient témoigner que la position vicieuse de la matrice n'est pas un phénomène local isolé.

Enfin, à cet ensemble de phénomènes nerveux et viscéraux qui affectent toutes les nuances, viennent se superposer les stigmates de l'arthritisme.

Toutes nos malades sont des migraineuses, qui se plaignent souvent de douleurs articulaires mobiles et fugaces, de douleurs névralgiques, surtout de névralgies intercostales ; fréquemment elles présentent des poussées eczémateuses, fréquemment leur teint est imbriqué, la peau de leurs pommettes offre un lacis de petites veinosités violettes qui transparaissent sous sa finesse, et qui expliquent la propension aux congestions faciales, les seins sont, très souvent, flasques et pendants, quel que soit le jeune âge des malades. Chez les adultes la tendance à l'obésité se marque et l'interrogatoire révèle, dans beaucoup de cas, des crises de colique hépatiques, des signes de dyspepsie acide (Aran).

Tous les caractères généraux, constitutionnels de ces malades sont donc identiques, elles appartiennent toutes à la classe des arthritiques nerveuses.

Rapprochées par leurs stigmates diathésiques, elles le sont encore par le mode général d'évolution de leurs lésions utérines.

Quels que soient, en effet, son degré et sa durée, le trouble utérin dont elles souffrent est né et s'est développé d'une façon analogue dans tous les cas : il est survenu spontanément, sans phénomènes réactionnels fébriles, en dehors de toute cause d'infection ; il s'est augmenté progressivement, par crises ; il ne s'est accompagné, à aucun moment, de phénomènes inflammatoires péritonéaux ou périutérins ; il a résisté au traitement dirigé contre lui dans l'hypothèse de sa nature infectieuse ; il est susceptible d'une régression spontanée sous l'influence de l'accouchement ou de la ménopause.

Variétés de la sclérose utérine. — Pourtant malgré tant de caractères communs, particuliers ou généraux, toutes les scléroses utérines ne se développent ni dans le même sens, ni dans le même temps ; elles présentent de nombreuses variétés cliniques.

A quoi tiennent ces variétés ? D'après l'analyse des faits, nous pensons qu'elles tiennent surtout au moment d'apparition et à la rapidité d'évolution de la sclérose.

Qu'une tendance à la sclérose se montre chez une vierge par exemple, il est certain qu'elle aura le temps de se confirmer et d'aboutir aux formes les plus graves et les plus complètes de la maladie ; il est certain, de plus, que l'utérus débilité par les troubles trophiques qui l'atteignent, à l'aurore de l'existence génitale, sera plus exposé aux nombreuses chances de contamination blennorragique ou puerpérale qui s'offriront à lui.

Aussi, chez de telles femmes, rencontrons-nous, vers l'âge de 30 ou 32 ans, une sclérose assez avancée pour se traduire par des métrorragies graves ou par une évolution fibreuse précoce :

et sur cette sclérose aura pu se greffer une infection restreinte à l'utérus ou étendue aux annexes venant compliquer encore le tableau morbide.

Au contraire, si la sclérose, plus tardive dans ses manifestations, ne commence à se marquer que vers la 40e année, bien qu'elle puisse encore, par une évolution rapide, créer une sclérose hypertrophique ou un fibrome, l'effet atrophique prochain de la ménopause pourra survenir à temps pour enrayer les accidents.

Ceux-ci se borneront alors à des hémorragies plus ou moins graves, à une hypertrophie utérine limitée : ils reproduiront les traits de la soi-disant métrite de la ménopause.

Toutes les variétés sont donc, en somme, plus apparentes que réelles.

Quelle que soit la valeur, d'ailleurs, de l'interprétation que nous donnons d'elles, quelle que soit l'autonomie apparente ou non des formes de la sclérose, une même condition générale les régit, leur développement chez les arthritiques nerveuses, un caractère primordial d'unité les relie, le passage successif possible d'un type clinique à un autre.

Dans ces diverses modalités la sclérose utérine n'est donc que l'expression individuelle d'un même trouble général d'ordre trophique, dont il convient maintenant de fixer la nature.

PATHOGÉNIE

Nous avons suffisamment indiqué, par les réflexions que nous avons été amené à faire, au cours de ce travail, la conclusion pathogénique à laquelle il aboutit : la sclérose utérine et les troubles qui l'accompagnent souvent, sont fonction de l'arthritisme.

Dans ce chapitre, nous désirons développer cette conclusion.

C'est une tâche difficile et délicate. Il n'est plus permis, aujourd'hui, de fonder en pathologie une affirmation sur une flottante impression clinique et l'arthritisme, tant de fois invoqué, souvent invoqué à tort, semble le manteau destiné à cacher notre ignorance.

Nous n'avons point l'intention, pourtant, de nous abriter derrière l'équivoque.

Après avoir nettement déclaré ce qu'il faut entendre, ce qu'on entend aujourd'hui par l'arthritisme, nous voulons montrer que les malades envisagées par nous sont des arthritiques, que les lésions qu'elles présentent sont analogues, pour la plupart, par leur nature et par leur évolution, aux autres lésions viscérales de l'arthritisme.

Aujourd'hui, le terme d'arthritisme ne répond plus guère à l'idée qu'il exprime.

Comment concevoir l'arthritisme ? — Arthritisme, à proprement parler, devrait signifier le résultat de l'arthritis sur l'économie, et l'ancienne entité de l'arthritis n'est plus, elle-même, qu'un vieux souvenir.

L'expression est donc impropre ou plutôt propre à jeter dans l'esprit la confusion : c'est par un véritable abus qu'on le conserve pour indiquer l'ensemble des troubles dus à la bradytrophie, à une nutrition viciée et retardante dont Bouchard a fixé les 9 caractères physiologiques.

Cliniquement cette dystrophie se manifeste par une série de tendances morbides :

Tendance aux troubles vasculaires, aux congestions et aux hémorragies ;

Tendance à l'hypertrophie, à la prolifération et à la sclérose des éléments normaux des tissus ;

Tendance aux hypersécrétions et aux catarrhes glandulaires ;

Tendance au relâchement des tissus fibreux ;

Tendance aux douleurs spontanées et mobiles, aux névralgies, à la migraine ;

Tendance aux spasmes musculaires.

Ces tendances indiquent que l'arthritisme est, en somme, un trouble général nerveux et vasculaire dont l'action peut se porter sur tous les organes et y créer l'hypertrophie et la sclérose, les hémorragies et les douleurs.

Le trouble du système nerveux qu'on observe dans l'arthritisme paraît y jouer le rôle prédominant, car, outre que le système nerveux règle, en quelque sorte, la disposition des lésions, les névralgies et les spasmes décèlent son éréthisme constant. D'ailleurs comme l'a montré Charcot, l'arthritisme est à la racine de la grande famille névropathique et nous-même avons dû insister sur le caractère irritable et difficile de nos malades, sur les troubles mentaux qu'elles présentent parfois. En substance, on pourrait dire que les lésions arthritiques se comportent comme des lésions trophiques.

Les lésions de sclérose utérine sont-elles des lésions arthritiques ? — L'arthritisme étant ainsi défini dans ses caractères principaux, sous quelles conditions est-il permis de lui attribuer une affection viscérale déterminée ?

Dans ces termes nous n'avons trouvé nulle part la question posée ; à nos yeux, après mûre critique, ces conditions sont au nombre de six :

Il faut :

1° Qu'on observe chez la malade plusieurs des tendances morbides caractéristiques de l'arthritisme que nous avons énumérées ;

2° Que l'apparition des troubles de l'organe atteint soit progressive et survienne en dehors de toute autre cause susceptible de la déterminer ;

3° Que les lésions produites se présentent sous la forme d'une hypertrophie, d'une sclérose, d'une congestion, d'un trouble vasculaire, sans affecter l'allure des lésions inflammatoires vulgaires ;

4° Que les lésions n'affectent point une répartition analogue à celle des lésions inflammatoires, qu'elles ne se propagent point de proche en proche par voie lymphatique ou muqueuse, quelle que soit la durée de l'affection ;

5° Qu'on n'observe point dans les tissus malades de microbes pathogènes ;

6° Que les lésions soient susceptibles d'une régression naturelle sous une influence physiologique.

Lorsque ces conditions sont toutes réalisées, on peut légitimement, à nos yeux, conclure, en présence d'une lésion déterminée, qu'elle est fonction d'une dyscrasie, de l'arthritisme en ce qui concerne nos malades.

Or chez la majorité des malades que nous avons envisagées sous la rubrique sclérose utérine, ses conditions sont réalisées à l'exclusion de toutes autres.

Ces malades sont des arthritiques évidentes ; par leur habitus extérieur, par leurs antécédents, leurs troubles utérins datent de beaucoup d'années, ils ne sont point survenus à l'occasion d'une infection ; ils ont débuté, parfois, durant la virginité qui constitue une sorte de brevet contre l'infection génitale ; ils traduisent des lésions utérines qui apparaissent sous la forme d'une multiplication et d'une dilatation des vaisseaux sanguins, d'une hypertrophie et parfois d'une néoformation de la fibre musculaire lisse de l'utérus, d'un catarrhe glandulaire du col, sans amas leucocytaires, sans dégénération inflammatoire de l'épithélium de la muqueuse ; ces lésions se cantonnent à l'utérus, ne gagnent point les trompes, ni les ovaires ; si les ovaires sont touchés, en même temps que la matrice, par un processus identique, c'est par simultanéité, non par propagation ; dans ces utérus malades point de microbes, sinon les saphrophytes normaux du col, enfin, sous la seule influence de la ménopause ; les altérations peuvent rétrocéder et disparaître en quelques mois sans laisser de traces.

Tous les caractères sont donc réunis pour faire de ces lésions utérines de pures lésions dystrophiques sans mélange inflammatoire.

L'opposition est facile à faire entre les utérus volumineux des arthritiques et les gros utérus atteints de métrite parenchymateuse ; outre que, dans ces derniers, la muqueuse est rouge, congestionnée, végétante parfois, le tissu musculaire est envahi par les leucocytes, par un tissu conjonctif jeune qui remplace les éléments musculaires, l'hypertrophie utérine est nécessairement limitée ; tandis que grâce à la néoformation musculaire qui se produit dans les utérus des arthritiques, on observe toute la série des types, depuis l'utérus petit, congestionné, saignant, jusqu'à l'utérus géant, jusqu'au fibrome, sans trouver jamais le souvenir, ni la trace du moindre processus phlegmasique.

De telles lésions ne sauraient d'ailleurs résulter d'une infection ; la prolifération d'un tissu adulte tel que la fibre musculaire n'est point le fait d'une infection et en ce qui concerne l'hypersécrétion des glandes du col qu'on observe souvent, si l'inflammation en paraît, le plus souvent, la cause déterminante, on ne saurait pourtant s'empêcher d'évoquer les catarrhes bronchiques et stomacaux des arthritiques et de penser à leur analogie possible avec des catarrhes cervicaux survenant en dehors de toute cause d'infection.

Lorsque la notion d'une infection utérine antérieure, lorsque les traces de cette infection font défaut, il est donc légitime et indiqué d'attribuer à l'arthritisme seul, les troubles trophiques vasculaires et glandulaires que traduisent l'hypertrophie de la matrice, les hémorragies, le catarrhe cervical non purulent ; en un mot tout le syndrome utérin qui appelle aujourd'hui le diagnostic de métrite.

Les métrites des arthritiques. — Mais, dans d'autres conditions, la situation est moins nette : l'apparence générale de la malade est bien celle d'une arthritique ; mais il y a eu autrefois une infection qui a paru guérir, ou bien, aujourd'hui, la sclérose utérine coexiste avec des lésions du col qui semblent nettement inflammatoires.

Que conclure en présence de telles éventualités ? Est-ce l'infection ; est-ce l'arthritisme qu'on doit mettre en cause ? Ici commence la difficulté réelle d'interprétation.

Voici une arthritique certaine qui souffre de l'utérus, mais le doigt, le spéculum, le cathétérisme ne donnent point de réponse catégorique, l'étiologie nous indique que ses souffrances paraissent dater d'une infection ; pourtant les douleurs sont extrêmes, tout à fait disproportionnées avec l'importance de la lésion anatomique ; son col est malade, mais son corps est gros, douloureux, dévié ; des métrorragies profuses se produisent qui ne répondent guère au type clinique de la métrite du col ordinaire et qui ne s'expliquent point par une lésion annexielle absente, ni par une altération fongueuse de l'endomètre.

Faut-il incriminer la seule infection déjà ancienne ? Faut-il, au contraire, mettre tout le mal au compte de l'arthritisme ?

Il nous semble qu'en pareilles circonstances, on ne doit être ni dans un sens, ni dans l'autre, exclusif.

Dans ces métrites du col, chez les arthritiques l'infection est la première coupable, mais elle fait éclore dans l'organe touché les prédispositions morbides naturelles des malades.

Une minime atteinte du col qui passerait inaperçue chez beaucoup de femmes, détermine une congestion utérine intense, éveille une susceptibilité douloureuse insolite.

A l'arthritisme appartiennent donc la congestion permanente et l'hémorragie, les douleurs excessives, les signes subjectifs et objectifs les plus importants en somme ; et pourtant il n'est pas permis de dire que la lésion observée est une lésion arthritique.

Tout au plus est-on autorisé à faire entre les symptômes un départ et combien délicat !

En somme, à côté de la sclérose utérine d'origine dystrophique, nous trouvons, dans un voisinage très proche de symptômes, les métrites banales des arthritiques nerveuses où la localisation des troubles arthritiques sur l'utérus n'est pas primitive et isolée, mais consécutive à une infection et, pour ainsi dire, appelée par elle.

Sclérose utérine d'origine arthritique. Métrites banales des arthritiques nerveuses. Voilà deux grandes classes où le rôle de l'arthritisme nous semble nettement établi et délimité ; mais ce n'est pas tout.

Arthritisme et cancer utérin. — Nous avons montré combien fréquentes sont les lésions de l'arthritisme dans les utérus néoplasiques, elles précèdent et accompagnent souvent l'évolution des néoplasmes utérins et même l'évolution des néoplasmes annexiels. Quelle conclusion tirer de ces faits ?

Devons-nous dire que l'épithélioma n'est qu'une simple manifestation plus accusée de la diathèse arthritique, et abandonner, pour ce seul fait, l'hypothèse si probable de l'origine parasitaire du cancer ? Nous ne le pensons pas.

Entre le néoplasme et l'arthritisme nous observons une coïncidence extrêmement fréquente, pour ne pas dire constante, mais rien ne vient signaler un lien de cause à effet.

Le cancer de l'utérus évolue incontestablement comme une infection, d'abord locale, mais progressive, tendant à gagner tout l'organisme, à se généraliser par voie lymphatique, c'est la note du parasitisme, c'est un caractère précisément contraire à l'un de ceux qui nous ont permis d'isoler les manifestations arthritiques.

Mais l'arthritisme, outre qu'il crée des lésions propres, ne peut-il pas prédisposer à certaines infections ? Et la prédisposition n'est-elle point au maximum, lorsque déjà, par ses seuls effets, l'arthritisme a modifié la structure d'un organe, diminué sa vie propre en altérant son fonctionnement, en le préparant, pour ainsi dire, à la prolifération cellulaire qui est l'essence du néoplasme ?

La réponse ne nous semble point douteuse, et c'est sous ce jour que nous envisageons les rapports du cancer utérin et de l'arthritisme, sans nul étonnement, dès lors, de trouver, chez les malades atteintes de cancer, un utérus scléreux dont l'évolution a été souvent jusqu'à la fibromatose.

Nous ne faisons pas du cancer de l'utérus un des modes, ni un des stades des lésions arthritiques de l'appareil génital, mais une des éventualités accidentelles et indépendantes possibles au cours de l'évolution de ces lésions.

Par analogie, nous serions également très disposés à admettre que l'arthritisme prédispose certaines femmes à une infection spéciale de l'utérus ; que certaines formes indéterminées d'infection utérine sont particulières aux arthritiques ; mais c'est là une simple hypothèse que nous désirons seulement indiquer sans y insister, désirant borner notre discussion aux réalités tangibles.

Arthritisme et infection en gynécologie. — Pour nous,

en somme, l'arthritisme joue dans la pathologie utérine un rôle de premier ordre ; certaines lésions, telles que la sclérose utérine, sont directement et exclusivement sous sa dépendance et, dans un nombre infiniment plus grand de cas, il vient régler la marche d'une infection banale, ajouter ses symptômes propres à ceux de cette infection, modifier sa physionomie en faisant de la sclérose utérine à côté de lésions inflammatoires banales non sclérogènes par elles seules sur les terrains réfractaires. L'arthritisme enfin, prédispose l'utérus à l'invasion néoplasique et peut-être à certaines formes de métrites particulières.

Ainsi s'expliquent à nos yeux, d'une façon absolument claire les différentes affinités, les divers tableaux cliniques que révèle et qu'offre la gynécologie ; ainsi, nous pouvons relier par un lien logique, la congestion et la sclérose utérine avec le fibrome et le cancer d'une part, la sclérose utérine et l'ovaire sclérokystique avec les névralgies pelviennes d'autre part. Ainsi nous nous expliquons, par une cause commune, agissant simultanément des deux côtés, et non par une subordination réciproque, dont les auteurs renversaient les termes à leur gré. la coïncidence de l'hypertrophie du col et du prolapsus utérin.

Ainsi nous saisissons les raisons de tant de variations dans les modalités des douleurs pelviennes chez les malades atteintes de lésion utérine, modalités qui semblaient souvent déconcertantes et paradoxales et échappaient à toute interprétation anatomopathologique.

Ces femmes au col hypertrophié, à l'utérus prolabé, sont des arthritiques dont la dystrophie a relâché les tissus fibreux et sclérosé l'utérus. Ces autres femmes aussi, sont des arthritiques dont la minime lésion du col, les petits ovaires sclérokystiques restent, en dépit du traitement, l'occasion de douleurs extrêmes et paroxystiques qui les font éternellement impotentes ; elles présenteront plus tard des métrorragies profuses, une tendance au prolapsus, un rein flottant, de l'entéroptose.

Si complaisant qu'on demeure pour la théorie de l'origine

infectieuse de tous les troubles utérins, il est clair qu'on ne peut pas attribuer à l'infection utérine certains des troubles viscéraux associés à la lésion de la matrice qui caractérisent le syndrome clinique ; dans l'ensemble du tableau morbide la métrite apparaît alors comme un épiphénomène dont la constance et l'importance sont singulières eu égard à la variabilité et à l'inconstance des autres troubles viscéraux.

Au contraire, lorsqu'on les subordonne, au moins dans leurs manifestations particulières d'intensité, à un trouble organique général, les troubles utérins viennent à leur rang dans l'association des symptômes et le chirurgien s'explique l'insuccès décourageant de ses tentatives dirigées contre l'utérus seul.

Dans cet exposé pathogénique intégral et, pour ainsi dire, schématique de nos idées, nous nous sommes efforcé de ne point dépasser notre pensée ; il nous faut encore la préciser davantage ; nous ne voulons pas du tout reléguer au second plan la notion de l'infection, en ce qui concerne les maladies de l'utérus seul.

Nous ne cherchons pas à empiéter sur le domaine des infections puerpérale, gonococcique et tuberculeuse de la matrice, nous voulons seulement essayer de constituer, avec les cas qui, de l'aveu de tous, échappent à ces infections, une nouvelle entité fondée sur la notion de la dystrophie.

Encore désirons-nous, une fois de plus, bien spécifier ceci : à l'arthritisme seul nous n'attribuons pas tous les méfaits que nous avons signalés : dans nombre de cas cliniques que nous avons étudiés, nous reconnaissons le rôle primitif de l'infection qui éveille les susceptibilités morbides de la malade ; nous signalons simplement le fait que l'infection n'est pas responsable de tous les symptômes.

Il est vrai qu'à côté des cas où nous nous sommes contenté de limiter dans la genèse des accidents le rôle d'une infection incontestable, nous avons décrit d'autres cas où l'infection ne nous paraît nullement en cause.

Pour cette dernière série de faits seule, nous rejetons l'infection comme élément pathogénique et nous nous en tenons à la notion de leur origine dystrophique, arthritique.

Comment concevoir la dystrophie arthritique. — Dans le grand courant moderne de l'infection, le mot dyscrasique sonne mal à l'oreille et ne représente à l'esprit rien de précis. Chaque jour se restreint, en apparence, le domaine de la dyscrasie, au profit des infections nouvelles dont se constitue l'histoire.

Il peut paraître imprudent de s'appuyer sur une théorie qui croule; pourtant l'infection n'explique point tout à elle seule et, peu à peu même, elle nous ramène, par son progrès, à une conception pathogénique qui confine à celle des maladies dyscrasiques.

On peut dire, en effet, qu'en pathologie générale, dans la genèse même des lésions, le rôle du microbe a singulièrement diminué d'importance durant ces dernières années; dans la majorité des cas, ce n'est plus lui qui agit pour altérer la cellule vivante; ce sont les produits de son activité, de sa vie, ses toxines qui viennent troubler la vie propre des éléments anatomiques. Et ils en modifient parfois l'orientation au point que, après la disparition de l'agent infectieux, ces éléments anatomiques continuent à vivre d'une vie anormale, au point que se constitue, en dehors de l'action directe du microbe pathogène, une véritable dyscrasie, héréditairement transmissible, susceptible de créer à son tour des lésions évolutives nouvelles, des tendances morbides particulières.

Par la bactériologie elle-même, s'est donc édifiée une connaissance plus nette des dyscrasies, alors que la notion même de dyscrasie semblait déchoir en pathologie humaine.

Aujourd'hui, à la lumière de la bactériologie, nous pouvons concevoir une dyscrasie, comme une tendance héréditaire ou acquise à une évolution cellulaire normale.

Et n'est-ce point ainsi qne se comporte l'arthritisme dans les lésions utérines que nous avons envisagées? Ces lésions ne sont-elles pas essentiellement des lésions trophiques, qu'elles portent sur le muscle utérin, sur la muqueuse, sur les ligaments de l'utérus? Nulle part nous n'y avons trouvé la trace d'une inflammation microbienne ; toujours nous y avons vu l'évolution irrégulière des tissus normaux.

Ce sont donc bien des lésions dyscrasiques et nous devons les tenir pour telles tant que la bactériologie n'aura pas démontré la possibilité de leur production directe par un agent inconnu d'infection.

La fréquence de ces lésions au niveau de l'utérus s'explique bien simplement, par l'activité prédominante dont l'appareil génital est le siège chez la femme : cette activité appelle sur lui, la localisation des tendances morbides à l'hyperplasie qui s'exercent dans le sens physiologique de l'organe, créant la prolifération et l'hypertrophie musculaire et vasculaire, comme dans la grossesse. Aussi observons-nous surtout l'apparition de ces troubles à la période de la formation et à la période de la ménopause ; c'est-à-dire au moment où l'utérus est le siège de mouvements nutritifs importants.

Notre conception, examinée aux lumières de la science moderne, n'est donc ni si hardie, ni si arriérée qu'elle peut paraître de prime abord : elle est d'accord avec l'anatomie pathologique, avec la pathologie générale, et la bactériologie elle-même vient, d'une façon inattendue, appuyer ses conclusions.

Toutefois, nous hésiterions à assumer la responsabilité d'une classification nouvelle fondée sur les seules données théoriques ; trop facilement une théorie est une simple vue spécieuse de l'esprit.

Nous avons conscience d'avoir appuyé notre façon de voir de raisons précises ; ces raisons pourtant ne nous satisferaient pas encore, si nous n'étions pas en mesure de fournir, en leur faveur, une preuve décisive, une preuve de fait que les diverses modalités cliniques envisagées par nous appartiennent à une même famille autonome, distincte de celle des métrites infectieuses. Cette preuve, c'est le traitement qui la fait, d'éclatante façon, en venant, en quelque sorte, confirmer par l'expérimentation, les déductions de la raison.

TRAITEMENT

Un fait important que mettent en lumière plusieurs des observations jointes à notre travail, nous a tout d'abord frappés, c'est l'impuissance, c'est l'effet néfaste du curettage employé comme moyen thérapeutique contre la sclérose utérine.

Le curettage, si puissant contre l'infection due à la rétention placentaire, si efficace contre la métrite fongueuse d'origine infectieuse, si utile comme adjuvant au traitement antiseptique dans toutes les formes de métrite vraie où les annexes sont restées saines, est ici tout à fait contre-indiqué.

Loin d'améliorer l'état des malades, à peine apporte-t-il, probablement grâce à la dilatation qu'il nécessite, une sédation toute temporaire aux hémorragies; au contraire, il éveille les susceptibilités nerveuses de l'utérus, crée des phénomènes douloureux qui n'étaient pas encore apparus ou exaspère ceux qui existaient au point de rendre certaines malades tout à fait impotentes.

A lui seul, il constitue ainsi un réactif très sensible, un moyen expérimental de diagnostic entre les troubles métritiques et pseudométritiques. Il n'agit point, comme il agit parfois dans l'infection utérine compliquée d'annexite, en réveillant les lésions péritonéales latentes qui n'existent point ici ; mais il détermine souvent une tendance névralgique au niveau d'un utérus qui ne manifestait jusque-là, son atteinte morbide que par des hémorragies.

Cette influence défavorable du curettage s'observe à tous les degrés de l'affection que nous étudions, qu'il s'agisse du petit utérus congestif d'une vierge prédisposée à la sclérose, de l'hypertrophie polypeuse de la muqueuse utérine d'un utérus évoluant vers la sclérose, comme celle de l'observation XXII, ou de l'utérus géant d'une femme approchant de la ménopause, que le curettage soit timide et incomplet ou hardi et radical, l'effet sera le même et souvent, la femme dont les annexes sont saines, l'utérus mobile, à peine gros, quoique saignant et douloureux, se voyant refuser par tous les chirurgiens une opération radicale, va de l'un à l'autre pour subir, de mains différentes, des curettages successifs également inefficaces et péjoratifs.

Que faut-il donc faire contre cette pseudométrite, qui résiste au plus héroïque des moyens antiseptiques?

C'est ce que nous désirons établir ici.

Pour nous fixer, nous examinerons d'abord la façon dont se comportent les divers modes de traitement par rapport aux utérus scléreux, puis, prenant quelques exemples bien définis et essentiels, nous essaierons d'établir la règle de conduite que le chirurgien doit observer quand il les rencontre.

Ce que nous avons dit du curettage peut s'appliquer, exactement, à tous les modes de traitement par l'antisepsie.

Les applications de tampons à l'iodoforme, par exemple, demeurent presque complètement inefficaces ; après des essais multiples et infructeux, les malades ne tardent pas à solliciter un autre mode de traitement.

L'introduction de crayons intrautérins est également indifférente, bien que le médecin pense avoir fait davantage.

La cautérisation superficielle du col est tout aussi vaine : elle est d'ailleurs passée de mode en gynécologie ; car elle est aussi impuissante contre la métrite vraie que contre les pseudométrites.

La cautérisation plus profonde, intrautérine, au chlorure de zinc, ne donne pas plus de succès ; elle a chance, par contre, d'empirer l'état des malades en éveillant leur susceptibilté douloureuse comme le curettage, comme toute méthode qui tend à détruire la muqueuse utérine.

Les révulsifs restent absolument impuissants, soit qu'on les applique en badigeonnages au niveau des culs-de-sac vaginaux où ils ne peuvent pas agir sur un exsudat périmétritique absent, soit que, sous forme de vésicatoires ou de pointes de feu, on en macule, à plusieurs reprises, le ventre des malades.

Le repos et les injections chaudes sont susceptibles d'avoir un meilleur effet malheureusement ; ils représentent un des modes déguisés de l'abstention expectante pour la majorité des médecins. Il importe de comprendre ce procédé thérapeutique tout autrement ; c'est le premier effort d'une médication active à condition de savoir le diriger comme il convient.

Dans l'espèce qui nous occupe, l'eau chaude agit comme un décongestif puissant dans un état morbide où la congestion est d'abord l'élément essentiel. Aussi en obtient-on de très utiles effets lorsqu'au lieu des deux litres classiques administrés deux fois par jour, on prescrit aux malades des injections très chaudes, prises dans le décubitus dorsal, avec 10, 15 litres d'eau bouillie, plusieurs fois par jour. Sous l'influence de pareils bains vaginaux, qu'on combinera utilement à des lavements chauds, on verra souvent les pertes diminuer, les douleurs s'atténuer.

Pour en obtenir tout l'effet utile, on veillera en même temps à la décongestion complète des organes pelviens et, pour la réaliser, on empêchera la constipation qui est de règle chez les malades. A cet effet, le cascara sagrada, prescrit sous forme de pilules, est un des meilleurs laxatifs habituels, car il peut être pris longtemps, sans aucun inconvénient.

Comme action décongestive locale, deux moyens efficaces se présentent encore : la glycérine et le massage utérin.

La glycérine, appliquée sous forme de tampons de coton stérilisé imbibés de glycérine ou sous forme d'ovules de glycérine solidifiée, auxquels on peut incorporer des médicaments sédatifs, produit parfois, mais d'une façon inconstante, de bons effets.

Le massage utérin est un procédé beaucoup plus puissant : l'observation IV fournit un exemple remarquable de l'utilité de son action.

L'électricité appliquée par la méthode de Danion pourra rendre quelques services, bien qu'il faille en attendre, le plus souvent, une sédation des symptômes plutôt qu'une guérison ; c'est, en tout cas, un adjuvant, parfois efficace, au traitement médical qu'il est bon de signaler (Obs. XIX).

Dans le même ordre d'idées, on peut s'adresser avec avantage aux médicaments vasculaires ; le mieux supporté est l'hydrastis cadanensis qu'on administre sous la forme d'extrait fluide et de teinture à la dose de XXX à L gouttes par jour.

Par ces divers moyens, on lutte souvent efficacement contre l'élément congestif, on arrive à diminuer les pertes sanguines des malades, à abréger la durée de leurs règles profuses ; mais on a fait peu de choses contre leur susceptibilité nerveuse qui est parfois prédominante et se manifeste par des symptômes douloureux très accentués.

Pour répondre à cette indication, l'hydrothérapie et les antispasmodiques et sédatifs utérins sont indiqués.

Assez rapidement, par l'emploi simultané et alterné des grands bains alcalins chauds et des douches froides en jet brisé, on arrive à atténuer cet état d'éréthisme douloureux ; on prescrit utilement un grand bain chaud alcalin tous les deux jours et une douche froide de 2 à 3 minutes les jours intermédiaires.

Les meilleurs médicaments utérins sont le viburnum prunifolium et le piscidia erythrina. On peut les prescrire ensemble sous la forme suivante :

Teinture de Viburnum prunifolium }
Teinture de Piscidia erythrina } *aa* 15 grammes.

En prendre 20 gouttes dans un peu d'eau deux fois par jour.

Ces gouttes ont surtout pour effet de calmer les coliques utérines très pénibles dont souffrent parfois les malades.

Enfin, pour répondre aux tendances diathésiques des malades qui sont des arthritiques nerveuses, on pourra fixer un régime sobre, donner des alcalins sous forme de bicarbonate de soude ou des iodures : 50 centigrammes d'iodure de sodium par jour.

On devra, également, pour remédier à la ptose des viscères abdominaux quand elle existe, prescrire à la malade le port d'une ceinture abdominale ou, plus simplement, celui d'une large bande en crêpe Velpeau qui réalise, à si peu de frais et si agréablement, une contention efficace du ventre.

Par ces divers moyens, on aura réalisé à la fois la meilleure thérapeutique symptomatique et pathogénique. Il n'est pas rare, dans les cas frustes, peu accentués, qu'on puisse borner là son action, quitte à suivre la malade, à l'observer et à recourir aux mêmes procédés, lorsqu'après une interruption de traitement la situation s'empire de nouveau.

Mais, quelquefois, cette thérapeutique n'amène qu'une amélioration légère, les douleurs persistent, rendant à la malade la vie intolérable ou les métrorragies continuent, mettant son existence en danger : l'action chirurgicale doit alors intervenir.

Elle doit s'inspirer de ce fait que toute intervention sur la muqueuse est inutile et qu'il faut viser, avant tout, à amener l'atrophie d'un utérus à tendances hyperplasiques ; elle doit tenir compte de la coïncidence fréquente d'ovaires sclérokystiques avec la sclérose utérine et de leur influence dans la genèse des phénomènes douloureux.

Examinons quelques-unes des circonstances dans lesquelles, après échec du traitement médical, le chirurgien est appelé à intervenir.

Voici d'abord une pseudométrite virginale caractérisée par des règles abondantes, des pertes blanches et des douleurs vives. D'après ce que nous savons, il faudra tenter de lutter à la fois contre la tendance congestive que révèlent les métrorragies, contre l'hyperplasie de la muqueuse cervicale que révèlent les pertes, contre la sclérose ovarienne probable que traduisent les phénomènes douloureux, en restant, toutefois, aussi conservateur que possible en raison de l'âge de la malade.

Pour demeurer dans la sphère des interventions conservatrices, il est difficile de se borner utilement à une seule voie vaginale ou abdominale ; car l'intervention sur le col est très utile, ne fût-ce que pour se rendre exactement compte des lésions, et l'intervention sur les ovaires est indispensable ; car, outre qu'ils sont malades, ils règlent jusqu'à un certain point, surtout dans le jeune âge, la vascularisation utérine.

On combinera donc deux opérations. Dans un premier temps on fera une laparotomie qui permettra d'examiner les ovaires, de les cautériser ou de les réséquer partiellement s'ils sont sclérokystiques, qui permettra aussi de constater le volume et la situation de l'utérus et de le redresser par une hystéropexie ou un raccourcissement intra-péritonéal des ligaments ronds, s'il est en rétroversion, comme cela se produit souvent.

Dans un second temps on fera, par la voie vaginale, en respectant l'hymen autant que possible, une exploration complète de la cavité utérine après dilatation, et on terminera par un Bouilly pour exciser la muqueuse cervicale dont l'hyperplasie est la cause des pertes blanches.

Par un tel procédé on aura remédié, dans la mesure du possible, et sans mutilation de l'appareil génital, à tous les troubles constatés. Cette conduite rationnelle pourra être récompensée par une guérison complète ; l'observation II nous en donne la preuve.

Mais parfois, l'ablation même des ovaires sclérokystiques est impuissante à calmer les douleurs et l'utérus reste douloureux au point que toute activité est interdite à la malade : il faut faire alors une hystérectomie vaginale secondaire. (Obs. I.)

Il nous semble que quand l'ignipuncture des ovaires, les

opérations orthopédiques sur l'utérus et les amputations du col auront été inutiles, il ne convient pas de s'attarder à une ovariotomie dont le résultat est douteux, il vaut mieux, d'emblée, sacrifier tout l'appareil génital et faire une hystérectomie vaginale avec ablation des annexes : il n'y a pas d'intérêt, en effet, quand on sacrifie les annexes à conserver l'utérus, il y a tout avantage au contraire à débarrasser la malade d'un organe inutile, susceptible de demeurer gênant et douloureux.

En présence des pseudo-métrites virginales, la conduite à tenir est donc, en résumé, la suivante à nos yeux :

D'abord, traitement médical prolongé.

S'il échoue : opérations plastiques et orthopédiques combinées sur les ovaires, sur l'utérus et sur le col.

Si les troubles persistent en dépit de tous les efforts de la chirurgie conservatrice, hystérectomie vaginale avec ablation des annexes.

Pour le traitement des pseudométrites douloureuses survenant plus tard chez des femmes jeunes, pseudométrites dans la symptomatologie desquelles la sclérose ovarienne joue, comme nous l'avons dit, un grand rôle, les principes précédents seront applicables de point en point. Nous n'y revenons pas ; mais nous tenons à constater l'insuffisance fréquente des cautérisations et résections ovariennes dans ces cas et nous en tirons la conclusion suivante : quand la femme approchera de l'âge de la ménopause et aura rempli sa fonction génératrice, il sera souvent préférable d'en venir d'emblée à l'hystérectomie vaginale qui sera sûrement curatrice et préservera la malade du développement probable d'une sclérose utérine hypertrophique qui exigerait plus tard cette intervention.

Les pseudo-métrites hémorragiques posent, parfois, d'une façon plus urgente, le problème thérapeutique : les femmes qui en sont atteintes ont, la plupart, été curettées sans résultat, elles ont continué à perdre, elles arrivent exsangues réclamer les secours du chirurgien : l'hystérectomie vaginale s'impose à lui, en quelque sorte. Mais il n'en est pas toujours ainsi, parfois l'état des malades permet la temporisation et, dans ces conditions, le devoir du chirurgien est d'être plus économe.

A quelles opérations peut-il avoir recours ? Considérant ces pseudo-métrites hémorragiques comme un trouble trophique de l'utérus avec hyperplasie vasculaire, il peut songer à diminuer l'afflux du sang dans l'utérus et à amener son atrophie, tout en restant au maximum conservateur. Pour réaliser ce programme il rejette d'abord l'ovariotomie dont les résultats sont incertains et qui ne répond pas au plan conservateur, et il peut adopter l'amputation sus-vaginale du col dont l'effet atrophique est très puissant, et la ligature des utérines qui constitue le moyen le plus efficace de diminuer l'afflux du sang.

Combiner l'amputation sus-vaginale du col à la ligature des utérines est, en tout cas, une méthode rationnelle et facilement applicable, puisque ses deux objets n'exigent qu'une seule intervention et peuvent être atteints, tous deux, par la même voie vaginale. Nous ne pouvons pas nous prononcer sur les résultats qu'on obtiendrait de sa mise à exécution ; mais les résultats acquis pour les fibromes par la ligature de l'artère utérine nous permettent de préjuger qu'on peut utilement y avoir recours contre les hémorragies de la sclérose utérine.

Une autre catégorie de malades sollicite maintenant notre attention ; ces malades ont des règles abondantes, mais pas de métrorragies ; par contre, elles ont d'abondantes pertes blanches, un col énorme, un corps utérin gros, sensible, souvent rétroversé, qui est pour elles l'occasion de souffrances permanentes ; elles sont atteintes de sclérose utérine, de pseudométrite parenchymateuse ; comment se comporter à leur égard ? Le curettage est nuisible, les opérations portant sur la portion vaginale du col, le Simon, le Schrœder, sont insuffisantes. Il faut songer à autre chose.

A nos yeux, la conduite que le chirurgien doit tenir, doit s'inspirer, dans de tels cas, de celle qui est, pour ainsi dire, classique chez des malades qui sont proches parentes de celles-ci, les femmes à utérus prolabés avec hypertrophie sus-vaginale du col : faire une amputation sus-vaginale dont l'influence atrophique sur le corps utérin est bien connue, remettre l'utérus en situation normale par autoplastie de sa sangle de suspension. Tandis que pour le prolapsus on combine la colpopérinéorrhaphie à l'amputation sus-vaginale du col, dans les cas qui nous occupent on doit combiner la vaginofixation à une amputation analogue du col. En remettant l'utérus en situation normale, on fera cesser les souffrances de la malade dues à la rétroversion, on atténuera sa tendance congestive et en même temps on déterminera, par l'amputation sus-vaginale, la diminution des pertes blanches qui sont fonction du catarrhe glandulaire et l'atrophie assez rapide du corps utérin. Nul programme ne peut mieux répondre au détail des indications, nul n'est pathogéniquement plus raisonnable. Son exécution par voie vaginale n'empêchera d'ailleurs pas d'intervenir par la brèche du cul-de-sac antérieur sur les ovaires, si on les soupçonne d'être sclérokystiques.

Amputation sus-vaginale et vaginofixation deviennent par contre impuissantes, au degré plus élevé de la sclérose utérine, contre l'utérus parenchymateux hypertrophique, contre l'utérus géant.

La notion que nous avons acquise que de tels utérus procèdent de troubles trophiques et évolutifs, amène à penser pourtant que les opérations atrophiques peuvent avoir sur eux un effet réel et cette notion est exacte. Depuis plusieurs années, depuis que l'opération de Battey est entrée dans les mœurs chirurgicales, elle a été plusieurs fois appliquée au gigantisme utérin, tant l'observation impose à l'esprit l'analogie de celui-ci avec le fibrome. Une observation de Polaillon (Obs. XIV) où l'ovariotomie bilatérale fut suivie d'un plein succès, nous enseigne qu'il est permis d'y recourir.

Cependant lorsque les ovaires, comme l'utérus, sont atteints à un haut degré de sclérose, comme le fait est fréquent, leur fonctionnement est presque aboli et on ne conçoit plus bien quel effet l'ablation de ces organes physiologiquement morts, peut exercer sur l'utérus. Il est de fait qu'elle n'en exerce alors aucune et que l'ovariotomie n'amène point la régression de l'hypertrophie utérine. Celle-ci persiste avec toutes ses conséquences, avec les métrorragies épuisantes pour la malade et il faut pratiquer, dans de moins bonnes conditions qu'au début, l'hystérectomie vaginale secondaire.

Comme il est très difficile, sinon impossible, d'être fixé sur le degré d'intégrité des ovaires et, par conséquent, sur l'influence que leur ablation exercerait sur le gigantisme utérin, nous considérons l'hystérectomie vaginale immédiate comme très préférable à la castration bilatérale.

L'hystérectomie vaginale est, en effet, facile généralement dans les cas que nous envisageons, elle est plutôt moins grave que l'ovariotomie ; elle est certainement curatrice d'une façon définitive ; elle est donc, de toute façon, meilleure.

Une autre considération nous la fait encore choisir ; souvent ces utérus scléreux géants contiennent dans leurs parois de la graine de fibrome qui pourrait se développer plus tard, souvent aussi ces utérus scléreux sont atteints tardivement d'épithélioma : la sclérose utérine est le terrain de choix pour le développement du cancer ; nous avons signalé le fait.

Pourquoi donc s'attarder à l'ovariotomie, opération incomplète et pourtant également mutilatrice au point de vue de la génération, opération aussi grave, opération qui laisse subsister un utérus à tendances morbides dangereuses? C'est comprendre à faux l'économie opératoire.

En présence d'un utérus géant, nous ne voyons qu'une conduite à suivre : faire l'hystérectomie vaginale qu'on mène toujours à bien avec le morcellement.

Nous en aurions fini avec l'étude des indications opératoires que posent les différentes formes de la sclérose utérine, si, parfois, cette sclérose ne se combinait, pour ainsi dire, à l'infection en créant les formes mixtes dont nous avons ébauché la physionomie clinique.

A ces formes appartiennent quelques cas de métrite parenchymenteuse avec gros cols infectés, quelques cas même d'utérus géant avec endométrite : la sclérose ne met pas, en effet, les malades à l'abri d'une infection. Mais quand l'infection vient se surajouter à elle, apparaissent des lésions péritonéales, des lésions salpingiennes *qui font toujours défaut dans les cas de sclérose pure,* et qui compliquent singulièrement le problème thérapeutique.

Lorsqu'une métrite vraie du col, sans infection péri-utérine concomitante, coexiste avec une tendance à l'hypertrophie et à la sclérose du corps utérin, la conduite du chirurgien est tout indiquée et très simple : il doit viser à détruire le foyer infectieux qui, éveillant les prédispositions morbides naturelles de la malade, détermine l'hypertrophie du corps utérin ; par le bistouri ou au moyen du caustique Filhos, il doit détruire la muqueuse cervicale, Il n'agirait pas autrement si le col infecté était seul malade, et, il advient que, sans faire davantage du côté du corps utérin, celui-ci revient spontanément, ainsi à ses dimensions normales, comme pour démontrer que l'infection ne l'avait pas pénétré, que son hypertrophie était d'ordre trophique ou réflexe.

C'est là un fait d'observation quotidienne en gynécologie ; il appuie notre manière de voir.

Nous sommes convaincus, d'autre part, que la plupart des cas où l'hystérectomie vaginale secondaire s'est imposée, quelque temps après une castration bilatérale pour salpinginte purulente, rentrent dans la classe des utérus scléreux infectés. La salpingectomie remédie bien à l'infection, elle laisse subsister la tendance à la sclérose et tels utérus hypertrophiques très douloureux, enlevés tardivement par hystérectomie secondaire, nous apparaissent plutôt comme altérés par la sclérose que comme profondément infectés. La guérison rapide d'utérus précédemment infectés à la suite de salpingectomies, démontre que sur un utérus normal, l'infection s'épuise rapidement quand on a supprimé la lésion annexielle qui l'entretenait. Pourquoi n'en serait-il pas ainsi dans tous les cas, surtout lorsqu'une dilatation complémentaire a largement drainé l'utérus, lorsqu'un curettage l'a aseptisé ?

Quand la douleur, l'hypertrophie utérine, quand les métrorragies, souvent graves, persistent en semblables circonstances, il faut toujours soupçonner une sclérose utérine concomitante à l'infection, que l'infection a pu exagérer et qui peut contribuer à retenir l'infection.

Cette notion clinique, tout indémontrable qu'elle soit, doit encourager le chirurgien en présence de lésions annexielles bilatérales à faire, aussi souvent que possible, l'hystérectomie de préférence vaginale, mais, au besoin, abdominale. C'est d'ailleurs la tendance actuelle : elle est née de l'observation, nous apportons à son appui un élément d'interprétation nouveau ; nous ne pouvons et nous ne prétendons pas faire davantage.

Si nous cherchons à résumer, maintenant, ce long exposé thérapeutique, voilà les conclusions auxquelles nous arrivons :

Tous les procédés thérapeutiques fondés sur la notion de l'infection intrautérine et sur la notion connexe de l'antisepsie et, au premier rang, le curettage, sont absolument impuissants contre toutes les formes de sclérose utérine, quelles qu'elles soient, des plus frustes aux plus accentuées.

Au contraire, les opérations atrophiques, qu'elles portent sur le col ou sur les annexes, sont susceptibles de faire rétrocéder des lésions, même étendues et confirmées de sclérose utérine.

C'est la preuve que la sclérose utérine est, avant tout, un trouble trophique, un trouble d'évolution.

Si quelquefois les opérations atrophiques restent vaines, c'est que le chirurgien se trouve en présence de lésions anciennes constituées ou de lésions à la fois scléreuses et infectieuses.

Une opération radicale s'impose alors : l'hystérectomie vaginale avec ablation des annexes doit avoir la préférence.

Il est de règle de la flétrir comme une mutilation exagérée contre des troubles qu'on traite de métritiques : nous sommes convaincus qu'on reviendra sur ce jugement injuste et trop absolu, en reconnaissant que l'hystérectomie est souvent la seule ressource qui reste après l'échec des autres modes de traitement et qu'elle constitue, parfois, une opération d'urgence. Aucun chirurgien, sous prétexte qu'il se trouve en présence d'une métrite, ne la refuserait et ne l'a refusé devant l'imminence d'une terminaison fatale par hémorragie. Peut-être concédera-t-on qu'il n'est pas excessif de la pratiquer dans les circonstances que nous avons essayé de préciser, sans avoir la main forcée, en toute connaissance de cause et sans remords.

Quoi qu'il en soit, les considérations que nous avons été amenées à présenter, au sujet du traitement de la sclérose utérine, nous semblent justifier formellement ce que nous avons tenté d'établir dans les chapitres précédents : la différence essentielle qui existe entre la sclérose utérine, d'origine dystrophique et les métrites vraies d'origine infectieuse.

Les réactions différentes des malades des deux catégories aux divers modes de traitement nous paraissent avoir, à ce sujet, la valeur d'une preuve expérimentale.

Nous espérons l'avoir nettement démontré.

Subsidiairement, nous voulons seulement insister sur un fait qui corrobore notre manière de voir : c'est qu'à la suite des opérations appelées par la sclérose utérine, quand bien même le trouble utérin a disparu, souvent persiste l'ensemble des troubles nerveux ou diathésiques concomitants que nous avons signalés.

Ce fait est important à mettre en lumière, car il démontre jusqu'à l'évidence, que ces troubles ne peuvent pas être considérés seulement comme les phénomènes sympathiques liés à une altération utérine, mais qu'ils constituent, au contraire, le terrain pathologique qui a favorisé l'éclosion de cette altération.

Si l'ablation de l'épine utérine qui portait ces troubles au maximum vient les atténuer, ils subsistent pourtant, comme pour témoigner que la lésion génitale n'était pas leur cause réelle.

Une indication thérapeutique découle, d'ailleurs, de ce fait : l'obligation fréquente pour le chirurgien d'instituer, après son intervention, quelle qu'elle ait été, un traitement complémentaire dont les bains alcalins, les douches, les alcalins et lasangle abdominale feront surtout les frais.

Il n'était pas inutile de le signaler.

Pseudo-métrites virginales. (Obs. I, II, III).

Observation I

Due à l'obligeance de M. le docteur Richelot.

Mlle Clémence B..., 20 ans, sans profession. Vierge.

C'est une fille nerveuse, sans aucun antécédent pathologique, qui, depuis deux mois, souffre de leucorrhée et de douleurs dans le ventre. Réglée depuis l'âge de 16 ans, ses règles ont toujours été abondantes et douloureuses.

A l'examen, tout l'appareil génital paraît normal, on ne constate que de la leucorrhée et qu'une grande sensibilité ovarienne.

Les douleurs, ayant résisté à tous les traitements, le 19 février 1891 un curettage est pratiqué, il ne décèle rien d'anormal du côté de la cavité utérine.

Résultat nul. — Les douleurs persistent.

Le 26 *mars* 1891. — Devant l'échec du curettage, M. Richelot fait une laparotomie exploratrice qui lui montre un corps utérin normal dans un péritoine sain, mais qui, par contre, fait découvrir deux énormes ovaires polikystiques allongés. Castration bilatérale.

Suites opératoires tout à fait normales. Les douleurs de la malade disparaissent presque entièrement jusqu'au mois d'août 1891. A ce moment, elles reparaissent et s'accentuent progressivement en dépit de tous les médicaments antinévralgiques.

La malade et sa mère supplient M. Richelot de pratiquer une nouvelle opération.

Le 14 *juin* 1892. — M. Richelot fait l'hystérectomie vaginale qui est rapide malgré l'étroitesse extrême du vagin.

Depuis ce jour, guérison parfaite qui s'est maintenue depuis.

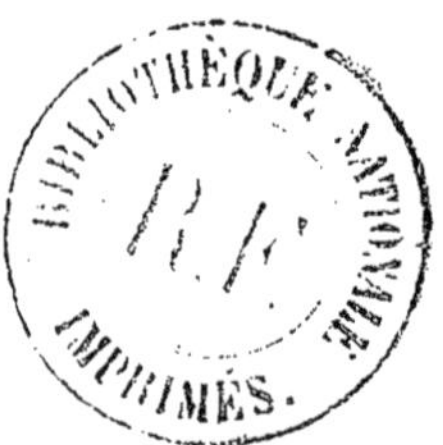

Observation II

Due à l'obligeance de M. le docteur Richelot.

Mlle H..., 20 ans, sans profession. Vierge.

Est une grande jeune fille, forte, d'apparence très florissante, mais se plaignant souvent de migraines, de névralgies, présentant de l'acné faciale très accentuée. Elle est très nerveuse.

Depuis plusieurs années, elle souffre continuellement dans le bas-ventre, elle a des pertes blanches abondantes et son état ne s'est amélioré sous l'influence d'aucun traitement médical.

A l'examen, on constate un petit utérus très mobile, tantôt en rétroversion, tantôt droit, à col conique, peu entr'ouvert. Les annexes paraissent saines, elles sont toutefois douloureuses à la pression.

Diagnostic. — Fausse métrite chez une arthritique nerveuse. Peut-être ovaires polykystiques.

Intervention double le 28 avril 1898.

1° Curettage et excision de la muqueuse cervicale suivant le procédé de Bouilly avec précautions pour l'hymen;

2° Laparotomie exploratrice. Utérus petit, normal, mobile, aucune altération péritonéale. Par contre, on trouve deux gros ovaires polykystiques, vrais, gros chacun comme un petit œuf.

Ignipuncture profonde, soignée des ovaires.

Suites parfaites, sauf une exagération temporaire du nervosisme.

Au bout d'une quinzaine de jours, état parfait; la souffrance a disparu. L'acné s'atténue.

Régime alimentaire.

Observation III (Personnelle)

Mlle B..., âgée de 19 ans, sans profession, vierge, a été réglée à 15 ans et demi, irrégulièrement; ses règles sont toujours douloureuses et accompagnées de coliques.

Depuis plus de deux ans, elle se plaint de pertes blanches assez abondantes, d'une sensation de pesanteur dans le bas-ventre, parfois de douleurs vives.

Depuis quelques mois, à la suite d'un curettage, les règles sont devenues très abondantes et durent 8 jours et plus.

Elle a été soignée par divers médecins et surtout à une Clinique gynécologique du square des Arts-et-Métiers où, après lui avoir appliqué tampons, vésicatoires, pointes de feu, on lui a pratiqué, à ce qu'elle raconte, un curettage qui n'a fait qu'exagérer ses douleurs.

La santé générale parait bonne, la malade est d'apparence vigoureuse, elle souffre pourtant de névralgies, de migraines et se plaint de mal digérer, elle présente un léger degré d'ectasie gastrique. Nerveuse.

A l'examen, l'hymen est intact, bien que dilaté et permettant facilement l'examen, le col est conique, à orifice punctiforme, un peu congestionné. Ce corps utérin, un peu volumineux, très mobile, tendant à la rétroversion, est douloureux à la pression. Rien du côté des annexes. Les pertes blanches ne sont pas purulentes, mais franchement muqueuses et filantes.

Traitement. — Injections vaginales chaudes. Bains alcalins et douches froides. Cascara sagrada. Hydrastis au moment des règles. Régime anti-dyspeptique.

Au bout de deux mois de ce régime, les pertes blanches ont diminué, la douleur n'est plus continue, elle ne revient plus qu'à de courts intervalles, les règles sont moins abondantes, la digestion est facile, le nervosisme très atténué. En somme, amélioration considérable, après deux années de traitements divers inutiles.

Pseudo-métrites douloureuses.

Observation IV (Personnelle).

Mme T..., âgée de 26 ans, marchande de volailles, a été réglée à 14 ans régulièrement, mais toujours abondamment, ses règles durent 8 jours.

Elle est d'apparence saine, mais elle s'est toujours plainte de douleurs fugaces dans les jointures, de névralgies, de migraines. De plus elle souffre depuis l'époque où elle fut réglée d'une douleur vive au niveau de la fosse iliaque gauche, douleur qui s'exagère au moment des règles et qu'on peut localiser dans l'ovaire.

Mariée à 22 ans elle a eu son premier enfant à 23 ans : la grossesse, les couches et les suites de couches ont été tout à fait normales. Le médecin qui l'a soignée comptait que son accouchement contribuerait à faire disparaître la douleur dont elle se plaint au niveau de l'ovaire gauche ; mais ses calculs ont été déjoués, cette douleur est devenue plus aiguë et les règles sont plus abondantes que par le passé.

2e accouchement à 24 ans (1897). — Je pratique cet accouchement qui est normal, sauf une hémorragie de la délivrance très abondante qui exige une longue irrigation chaude intra-utérine. Suites de couches apyrétiques. La douleur ovarienne que la malade m'a signalée persiste assez vive ; je constate par l'exploration qu'elle est bien limitée à l'ovaire gauche qui est un peu gros et très sensible au toucher.

3e accouchement à 25 ans en août 1898. — Je pratique à nouveau cet accouchement, l'expulsion de l'enfant est aisée. Mais une hémorragie extrêmement abondante se produit aussitôt et m'oblige à faire une délivrance artificielle suivie d'une irrigations chaude pendant trois quarts d'heure avant que ne cesse l'inertie utérine. Suites de couches parfaites, absolument apyrétiques.

A partir de ce moment la douleur ovarienne gauche croît de jour en jour; la malade est soignée par un autre médecin qui applique vainement des tampons, des crayons intra-utérins, des pointes de feu, bien que l'involution utérine ait été tout à fait régulière, qu'il n'y ait pas de pertes blanches, que le retour de couches soit survenu en temps normal.

Après 2 mois de soins inutiles la malade s'adresse à moi. A l'examen je constate que tout est absolument normal du côté de son utérus, de ses annexes et de son péritoine. Seul l'ovaire gauche dont elle a toujours souffert est sensible à la pression.

Je me contente de prescrire des douches vaginales chaudes, des bains alcalins, des douches froides en jet, du cascara sagrada. Au bout d'un mois de ce régime l'amélioration est considérable.

J'adresse alors la malade à Mme Rosenthal, docteur en médecine, qui pratique pendant un mois environ du massage utérin et annexiel. Le résultat de ce massage est merveilleux ; la douleur ovarienne qui dure depuis 12 ans disparaît complètement. En continuant le régime des bains alcalins et de douches froides, la malade se maintient depuis plus de 6 mois dans un état de santé florissant, tel qu'elle n'en avait jamais connu.

Nous considérons cette observation comme un type de fausse métrite avec ovaralgie chez une arthritique nerveuse. L'ovaralgie s'est exagérée à la suite de l'intervention intra-utérine nécessitée par l'accouchement, sans que l'infection puisse être en rien incriminée, puisque la température n'a pas cessé d'être normale et que l'involution utérine s'est faite sans incident, dans les délais normaux.

L'influence favorable immédiate des douches froides et des bains alcalins, après échec du traitement antiseptique intra-utérin, vient d'ailleurs démontrer que l'infection utérine n'était pour rien dans ces troubles, déjà anciens chez une femme à règles abondantes ménorragiques.

Pseudo-métrites hémorragiques (Obs. V, VI, VII, VIII, IX).

Observation V

Due à l'obligeance de M. le docteur Richelot.

Mme L..., 29 ans, fleuriste.

Réglée à 17 ans régulièrement. A toujours souffert du ventre. Migraineuse. Nerveuse.

A eu trois enfants et deux fausses couches. A été soignée pour une métrite, il y a six ans, après une première fausse couche. A été soignée à nouveau pour métrite depuis un an, après une seconde fausse couche. Cette métrite consistait surtout en métrorragies abondantes.

Elle a subi, il y a six mois, un curettage à l'Hôtel-Dieu et depuis cette opération ses douleurs sont devenues insupportables et ses métrorragies ont persisté.

A l'examen, on trouve un col gros, entr'ouvert, un corps utérin volumineux en rétroversion, des annexes d'apparence saines, mais un peu douloureuses.

Devant l'échec du traitement médical, l'hystérectomie vaginale est décidée.

Elle est faite le 3 novembre 1894 : l'utérus descend facilement grâce au morcellement, c'est un très gros utérus, sans fongosités, ni fibromes, accompagné d'ovaires sclérokystiques. Il s'agit, en somme, d'une sclérose utérine hémorragique. Suites normales.

Revue le 16 octobre 1896, la malade est parfaitement guérie, son nervosisme a diminué.

Observation VI

Due à l'obligeance de M. le docteur Richelot.

Mme D..., 24 ans, sans profession.

A toujours eu des règles irrégulières, mais indolores.

Mariée à 21 ans, elle est devenue malade 6 mois après son mariage.

Elle a d'abord eu une grande perte qui l'a forcée à s'aliter et, depuis ce moment, elle perd continuellement en rouge, à propos du moindre voyage, de la moindre marche, du moindre rapport conjugal. Elle ne souffre pas ; sa face est jaune, terreuse.

C'est une nerveuse ; son sommeil est irrégulier et agité, elle est très constipée.

A l'examen on constate un utérus petit, à col conique, en rétroversion mobile, avec tendance au prolapsus, mais de dimensions normales. Les annexes sont entièrement saines.

Il y aurait indication à faire un curage combiné avec un Nicolétis ; mais le Nicolétis pourrait compromettre d'ultérieures grossesses, très désirées par le mari.

M. Richelot se borne à pratiquer, le 16 septembre 1891, un curettage soigné qui ramène beaucoup de fongosités.

Suites parfaites.

En septembre 1893, les pertes reprennent de plus belle : curettage et Nicolétis, qui fait bien disparaître la rétroversion.

En septembre 1895, les pertes sont redevenues abondantes après une courte accalmie; la malade est très affaiblie par une diarrhée récente très violente.

A l'examen, l'utérus est petit, bien redressé par le Nicolétis, les annexes sont saines, les pertes sont inexplicables.

Le 25 septembre 1895. — Hystérectomie vaginale, facile, annexes saines laissées en place.

Suites parfaites : retour de l'embonpoint, bon état général.

En juin 1898, retour de douleurs, petite perte de sang ?? Plus de nouvelles depuis.

Observation VII (Résumée)

In *Thèse* de Schmid. Obs. IV.

Mme X..., 41 ans.

Réglée à 11 ans régulièrement jusqu'à son mariage à 19 ans.

2 accouchements normaux sans suites.

Fièvre typhoïde à 28 ans suivie de métorragies jusqu'à 29 ans.

A 29 ans, grossesse normale : l'accouchement est suivi de métrorragies.

A 30 ans, accouchement normal, à la suite duquel les règles deviennent régulières.

A 33 ans, 5e grossesse avec hémorragies durant les premiers mois et métrorragies abondantes après l'accouchement.

A 35 ans, métrorragies nouvelles devenant très graves à 37 ans. Curettage suivi de rémission pendant un an.

A 39 ans, métrorragie qui dure 6 mois en dépit de tous les soins.

La malade est amenée à l'hôpital par la persistance de ses métrorragies.

A l'examen l'utérus est volumineux, mesure 8 centimètres et demi, le col est très gros, dur, évasé.

L'utérus est mobile, les annexes sont saines et indolores.

Diagnostic. — Utérus fibromateux.

Le 18 *décembre* 1894. — Hystérectomie vaginale par M. Pichevin.

L'utérus est gros, ses parois mesurent le triple de l'épaisseur normale, la muqueuse est normale et lisse.

A l'examen histologique, les vaisseaux sont nombreux, atteints d'endo-periartérite, la sclérose périvasculaire est très prononcée.

Observation VIII et IX

In *Thèse* de Schmid. Obs. VI et VII.

Observation citée en résumé au chapitre : Symptômes.

Pseudo-métrites parenchymateuses (Obs. X, XI, XII, XIII)

Observations X

Due à l'obligeance de M. le docteur Schwartz.

Mme E..., ménagère, âgée de 38 ans, est malade depuis environ 8 ans ; elle fait remonter ses troubles à un accouchement qui a été tout à fait normal, ainsi que les suites de couches.

Elle est mal réglée depuis longtemps : dans l'intervalle de ses règles, elle n'observait rien de particulier, sinon qu'elle perdait en blanc pendant quelques jours, quinze jours à peu près, après ses règles. Cette particularité n'a rien de pathologique.

Depuis quelques années, elle se plaint de douleurs abdominales ; depuis 2 mois elle a des pertes hémorragiques abondantes, chaque jour.

La malade est nerveuse : depuis le début de sa maladie elle a toujours les extrémités froides, elle a eu des syncopes d'une demi-heure de durée avec perte complète de connaissance ; elle prétend avoir, il y a 8 ans, avalé son râtelier et ne l'avoir jamais rendu.

Le cœur et les reins sont normaux ; mais le ventre est flasque, il y a une ptose intestinale très marquée, pas de ptose rénale ; par contre l'utérus a une forte tendance au prolapsus, on constate une cystocèle très nette.

Le col utérin très abaissé est énorme, le corps paraît volumineux, on sent dans le cul-de-sac postérieur une tumeur sur la nature de laquelle on hésite ; fibrome ou corps de l'utérus en rétroversion. L'hystéromètre pénètre jusqu'à 10 centimètres.

Les annexes sont saines, non augmentées de volume, non douloureuses à la pression.

Diagnostic. — Métrite parenchymateuse ou fibrome utérin.

Le 27 avril 1899. — Hystérectomie vaginale facile. On constate que l'utérus est rétroversé.

L'utérus a des parois extrêmement épaisses et dures ; dans la cavité utérine on trouve une masse noirâtre, pédiculée, bizarre qu'on prend pour un épithélioma.

Suites normales. — Sort guérie le 18 mai dans un excellent état.

L'examen histologique fait au laboratoire du Pr Cornil montre qu'il s'agit d'une hyperplasie générale du tissu utérin, portant sur le muscle et sur la muqueuse dont les glandes sont allongées. On observe aussi de la sclérose péri-vasculaire.

La petite tumeur pédiculée intracavitaire est un polype glandulaire infiltré de sang.

Observation XI

Due à l'obligeance de M. le docteur Richelot.

Mme P..., 37 ans, ménagère.

Réglée à 13 ans, régulièrement.

Mariée à 24 ans. 2 enfants à 24 et à 30 ans. Grossesse et accouchements normaux.

Malade depuis 3 ans. Sa maladie a commencé par une perte très abondante qui a duré 3 mois et qu'elle n'a pas soignée. Depuis ce moment, ses règles sont devenues plus abondantes, dans leur intervalle elle a des pertes blanches gélatineuses et des douleurs abdominales qui augmentent au moment des règles et qui irradient aux reins et aux cuisses. Crampes dans les jambes.

Examen. — Gros utérus mobile qu'on a diagnostiqué fibrome. Annexes grosses, surtout à droite.

Le 3 *novembre* 1896. — Hystérectomie vaginale, facile, avec ablation bilatérale des annexes.

Gros utérus à parois très épaisses. Énorme ovaire polykystique droit. Ovaire gauche égalament gros et polykystique.

Suites bonnes.

Observation XII

Due à l'obligeance de M. le docteur Richelot.

Mme V..., 38 ans, boutonnière.

Toujours régulièrement, mais très abondamment réglée.

Mme V... est malade depuis 6 ans environ. Elle souffre de douleurs abdominales qui surviennent surtout au moment des règles. Les douleurs sont devenues plus intenses depuis 2 ans, elles irradient dans les lombes. De plus quelques pertes rouges se sont produites entre les époques et des pertes blanches sont apparues. Nerveuse : neurasthénique avec hypothémies, vomissements, constipation.

La malade a eu 7 enfants, l'avant-dernier il y a 8 ans, le dernier il y a 20 mois : les couches ont été normales, mais chaque fois suivies de pertes très abondantes.

A l'examen, la malade apparait amaigrie, le ventre est un peu augmenté de volume, l'utérus est très gros, les annexes sont saines.

Diagnostic. — Utérus scléreux ou petit fibrome.

Le 23 *mars* 1897. — Hystérectomie vaginale.

Très gros utérus, à parois épaissies et juteuses, à cavité fongueuse. Dans l'épaisseur des parois, on trouve un petit fibrome interstitiel de la grosseur d'une noisette.

Suites parfaites.

La malade revue le 26 janvier 1898 se sent encore faible et se plaint de bouffées de chaleur : mais l'amélioration est considérable, même au point de vue de l'état nerveux qui était très accentué après l'opération.

Observation XIV

Due à l'obligeance de M. le docteur Richelot.

Mme C..., 44 ans, sans profession.

La malade a commencé à perdre en rouge, sans raison apparente, depuis 4 ans.

Ses pertes sont tantôt fortes, tantôt petites et continues, mais indolores. Pas de pertes blanches.

Les douleurs ne sont apparues que depuis 6 mois, rendant la marche difficile.

Bonne santé générale, pas d'amaigrissement.

Examen. — Gros col hypertrophié et dur. Gros corps utérin dur et très sensible à la palpation, mais parfaitement mobile ; annexes saines.

Diagnostic. — Fibrome utérin.

Le 28 *avril* 1893. — Hystérectomie vaginale. Morcellement facile et rapide.

Très gros segment inférieur. Très gros corps dur, fibreux, coriace, blanc lardacé ; aucun fibrome interstitiel. Muqueuse lisse, normale, sans fongosités. Péritoine parfaitement sain. Gros ovaires sclérokystiques.

Suites paafaites.

La malade est revue au mois de novembre 1894, dans un état de santé superbe.

Pseudo-métrites hypertrophiques. Utérus géants (Obs. XIV-XXII).

Observation XIV

Polaillon, *Union médicale*, 1887, t. 44, p. 747.

Malade de 40 ans, n'ayant eu d'autres antécédents qu'une menstruation rare et un peu difficile et un accouchement à 23 ans, sans suites pathologiques.

Commence à souffrir à 28 ans, 5 ans après son accouchement, de règles surabondantes, d'écoulement muqueux transparent et d'hypertrophie utérine régulière.

A été traitée à diverses reprises, sans succès, par les sangsues, les cautérisations, les repos, les injections, etc.

A l'examen on constate un corps utérin énorme, très régulier. Le col est plus gros qu'à l'état normal, très dur, d'apparence violacée, sans ulcération.

Diagnostic. — Métrite parenchymateuse ou fibrome utérin.

Castration annexielle double à la suite de laquelle l'utérus s'atrophie rapidement.

Guérison.

Observation XV

Due à l'obligeance de M. le docteur Richelot.

Mme C..., 35 ans, cartonnière.

A toujours eu des règles abondantes durant 8 jours environ.

Pas d'enfants, ni de fausses couches, pas de pertes blanches.

Depuis deux mois elle se plaint de douleurs très vives.

Examen. — Utérus très volumineux en antéversion très prononcée avec col porté fortement en arrière. Dans le cul-de-sac gauche on sent une masse dure adhérente à l'utérus; mais par un examen plus attentif on perçoit que cette masse n'est que le corps utérin, très mobile, globuleux, qui remonte jusqu'à deux travers de doigt de l'ombilic.

Diagnostic. — Fibrome utérin.

Le 5 mars 1895, hystérectomie vaginale par morcellement.

Très gros utérus fibromateux sans fibromes. Utérus géant type.

Observation XVI

Due à l'obligeance de M. le docteur Richelot.

Mme Cr..., 41 ans, ménagère.

A toujours eu des règles abondantes.

Trois accouchements réguliers, sans suites pathologiques, pas de fausses couches.

Depuis 3 ans, les règles sont devenues douloureuses, très abondantes, prolongées. Il n'y a pas de pertes blanches.

Examen. — Utérus régulier, très volumineux, remontant jusqu'à deux travers de doigt de l'ombilic.

Diagnostic. — Fibrome utérin.

12 *mars* 1895. — Hystérectomie vaginale par morcellement.

Utérus énorme fibromateux, sans fibromes.

Observation XVII

Due à l'obligeance de M. le docteur Richelot.

Mme St..., 47 ans, culottière.

Aucun passé utérin. Bien réglée, pas de pertes blanches, pas de fausses couches, deux grossesses antérieures anciennes avec suites normales.

Depuis 6 mois, la malade a des hémorragies continuelles avec gros caillots qui l'obligent à garder le lit depuis un mois. Elle a peu de douleurs.

Examen. — Col très volumineux, très dur. Corps utérin énorme, globuleux, régulier. Annexes saines.

Diagnostic. — Fibrome utérin ou utérus scléreux.

6 *février* 1896. — Hystérectomie vaginale par morcellement.

Gros utérus à parois épaissies, lardacées, exsangues, contenant deux petits fibromes interstitiels insignifiants. Type d'utérus géant.

Observation XVIII

Due à l'obligeance de M. le docteur Richelot.

Mlle S..., 45 ans, couturière.

Réglée à 15 ans, toujours régulièrement. Aucun passé utérin, vierge.

Depuis 3 ans, pertes abondantes durant 5 ou 6 semaines parfois. Pas de pertes blanches. Peu de douleurs, sauf un peu de pesanteur.

La malade est très anémiée à la suite d'une grande perte qui s'est produite il y a 15 jours.

Examen. — Utérus très volumineux, régulier, mobile. Annexes saines.

Diagnostic. — Fibrome.

3 *août* 1896. — Hystérectomie vaginale par morcellement régulier.

Utérus énorme à parois très épaissies blanches, coriaces. Aucun fibrome interstitiel. L'hystérectomie est rendue difficile par l'étroitesse du vagin de la malade qui est vierge.

Observation XIX

Due à l'obligeance de M. le docteur Richelot.

Mme L..., âgée de 45 ans, dentellière.

La mère de la malade a eu un fibrome utérin.

La malade régulièrement réglée a eu 4 grossesses terminées normalement et sans accidents, mais remarquables par ce fait que chacune a été marquée par des pertes hémorragiques survenant à 2 mois 1/2.

En 1886, la malade a eu des ménorragies et des métrorragies qui ont été considérées et soignées comme une métrite.

En 1893, à la suite de fatigues, nouvelle perte qui a duré 6 semaines.

Diagnostic. — Fibrome, qui est traité pendant 15 mois par l'électricité. Ce traitement amène une rémission des hémorragies et une diminution de volume du ventre.

Depuis 6 mois pertes répétées, tous les 15 jours, durant 6 à 8 jours.

Examen. — Col gros, largement ouvert. Utérus très volumineux, régulier. Masse douloureuse dans le cul-de-sac gauche paraissant faire corps avec l'utérus,

Diagnostic — Fibrome utérin.

17 *octobre* 1896. — Hystérectomie vaginale par morcellement.

Enorme utérus à parois épaisses, dures, contenant deux petits fibromes, un comme un haricot, un comme un pois. Annexes saines. Kyste séreux périannexiel.

Observation XX

Due à l'obligeance de M. le docteur Richelot.

Mme P..., 38 ans, journalière.

Réglée à 16 ans, toujours régulièrement jusqu'il y a 6 ans.

Aucun passé utérin, ni grossesse, ni fausse couche.

Depuis 6 ans, les règles sont plus abondantes, reviennent toutes les trois semaines: il y a eu depuis cette époque quelques pertes intermenstruelles qui sont devenues plus abondantes depuis trois mois. Douleurs légères. Pas de pertes blanches.

Examen. — Utérus très volumineux, régulier, remontant à quatre travers de doigt au-dessus de la symphyse pubienne.

Diagnostic. — Gros utérus scléreux.

7 *mars* 1899. — Hystérectomie vaginale par morcellement, un peu difficile à cause de l'étroitesse du vagin de la malade qui est nullipare.

Très gros utérus, à parois épaissies, lardacées, sans trace de fibrome.

Utérus géant lardacé type.

Observation XXI

Due à l'obligeance de M. le docteur Richelot.

Mme B..., 42 ans, journalière.

Réglée à 11 ans toujours régulièrement, sans douleurs.

5 enfants de 20 à 25 ans, grossesses normales. Accouchements faciles. Bonnes suites de couches.

Jamais de pertes blanches, ni de douleurs dans le ventre.

Il y a environ 2 ans, les règles devinrent plus abondantes, se prolongèrent, des pertes apparurent entre les époques, et, sans jamais souffrir du ventre, la malad en vint au point d'être dans le sang presque tout le temps. Sa faiblesse devint telle qu'elle est tombée, il y a 6 semaines, dans la rue au moment d'une période d'hémorragie.

Examen. — La palpation ne donne aucun renseignement. Par le toucher on constate un col gros, congestionné, entr'ouvert, dur, mais non ulcéré. Par l'examen bimanuel on trouve un corps utérin régulier très fortement augmenté de volume. Annexes saines.

Le cathétérisme utérin révèle une cavité utérine profonde de 11 centimètres et demi.

Diagnostic. — Utérus géant scléreux.

Le 2 *juillet* 1898. — Hystérectomie vaginale par morcellement, d'un énorme ûtérus scléreux, lardacé, non saignant, dans les parois duquel on rencontre, chemin faisant, un fibrome de la grosseur d'une mandarine. Ablation des annexes, les deux ovaires sont gros et polykystiques.

Observation XXII

Due à l'obligeance de M. le docteur Richelot.

Mlle V..., 30 ans, institutrice, vierge.

Réglée à 13 ans. A 14 ans métrorragies très abondantes qui se prolongent plusieurs années et cèdent spontanément.

A 28 ans nouvelles métrorragies graves. La malade est traitée par le Dr Tueffer, de Montbéliard, qui trouve à l'examen un corps utérin volumineux et mobile, un col entr'ouvert occupé par une tumeur sessile et mollasse qui s'implante dans la cavité cervicale et qui est enlevée par curettage.

A 29 ans, 9 mois après la première opération, ablation avec une pince d'une tumeur pédiculée, molle, qui fait saillie par l'orifice externe du col, nouveau curettage.

6 mois après cette première intervention, les métrorragies reprennent.

Nouvelle intervention, ablation d'une masse mollasse implantée sur le col et ablation d'une grosse masse intra-utérine, semblable à une grappe de raisin, formée de vésicules agglomérées du volume d'un pois, qui contiennent un liquide gélatineux. Curettage. Muqueuse utérine très épaisse.

6 mois après, récidive des hémorragies.

La malade est adressée à M. le Dr Richelot qui ne trouve plus d'autre lésion qu'un corps utérin très volumineux remontant à 3 travers de doigt au-dessus de la symphyse pubienne, corps utérin très mobile, facilement abaissable.

Le 18 *mai* 1894. — Hystérectomie vaginale par morcellement.

Gros utérus géant (5 fois environ le volume normal) à parois épaissies, juteuses, pleines de suc, c'est tout à fait le tissu des utérus fibromateux, mais il n'y a pas trace de fibromes.

Par contre le col est dilaté par la présence d'une masse d'apparence polypeuse, sessile, implantée sur la muqueuse du col.

Ablation bilatérale des annexes. L'ovaire gauche est sain, l'ovaire droit présente un kyste de la grosseur d'une orange.

Aucune adhérence péritonéale, péritoine parfaitement sain.

Suites parfaites. Guérison complète *constatée en* 1896.

Cette observation est intéressante, par le fait que nous voyons là se surajouter à une sclérose utérine type une dégénérescence polypeuse probablement myxomateuse de la muqueuse utérine qui semble être un degré supérieur de l'hyperplasie glandulaire que présente souvent la muqueuse utérine dans le cas de sclérose et un kysteovarien.

La virginité de la malade permet d'exclure complètement l'infection de la genèse de ces accidents complexes.

Utérus scléreux avec prolapsus (Obs. XXIII-XXIV).

Observation XXIII

Due à l'obligeance de M. le docteur Richelot.

Mme M..., 45 ans, ménagère.

Très bien réglée, pas de passé utérin, une grossesse il y a 25 ans.

Début il y a 6 mois. Le col descend jusqu'au niveau de la vulve, dans la station et dans les efforts. Cystocèle. Rectocèle surtout.

L'utérus est très volumineux.

Le 16 *juin* 1896. — Hystérectomie vaginale par morcellement.

Gros utérus scléreux contenant dans sa paroi, vers la corne droite qui était douloureuse au palper, un fibrome de la grosseur d'une mandarine.

Ablation des annexes droites, pas des gauches.

Ligatures multiples. Colpopérinéorraphie.

Observation XXIV

Due à l'obligeance de M. le docteur Richelot.

Mme R..., 38 ans, cartière.

Très bien réglée antérieurement. Pas de passé utérin. Un enfant il y a 4 ans et demi. Une fausse couche de 2 mois, il y a 3 ans.

Prolapsus complet, rectocèle, cystocèle. Col utérin très allongé et gros. Très gros corps utérin en rétroflexion douloureuse.

Tous les stigmates de l'arthritisme : migraines, névralgies, sciatique, douleurs articulaires mobiles.

Le 20 *juillet* 1897. — Hystérectomie vaginale. Ligatures substituées aux pinces. Colpopérinéorraphie.

Gros utérus scléreux pur.

Utérus scléreux infectés (Obs. XXV-XXVI).

Observation XXV

Due à l'obligeance de M. le docteur Richelot.

Mme G..., 44 ans, casquettière.

Réglée à 14 ans, régulièrement, mais abondamment. Un enfant à 18 ans. Une fausse couche il y a 16 ans.

A la suite de cette fausse couche, pertes blanches, douleurs.

Depuis 8 mois, la malade a des métrorragies, qui l'ont amené à se faire curetter, il y a 6 mois, à l'hôpital Saint-Antoine.

Une rémission de 4 semaines a suivi ce curettage, puis les pertes ont recommencé.

Examen. — Très gros col entr'ouvert. Corps utérin volumineux remontant jusqu'à 3 travers de doigt au-dessus du pubis. Pertes sanguinolentes sales.

Le 27 octobre 1896. — Hystérectomie vaginale par morcellement.

Gros utérus scléreux, à parois épaissies, *à cavité dilatée contenant des fongosités*, des parties sphacélées ; *les parois sont chagrinées, comme ulcérées.*

Observation XXVI

Due à l'obligeance de M. le docteur Richelot.

Mme L..., 36 ans, femme de chambre.

A toujours eu des règles douloureuses.

3 enfants. Métrite il y a 7 ans qui a nécessité un Schrœder.

Métrorragies abondantes et incoercibles depuis quelque temps.

Examen. — Col volumineux. Corps utérin très gros. La cavité mesure 11 centimètres à l'hystéromètre. Annexes d'apparence saines.

Diagnostic. — Utérus scléreux ou fibrome.

Le 14 juillet 1894. — Hystérectomie vaginale par morcellement.

Utérus scléreux, à parois épaissies et dures, mais *à cavité dilatée, à parois chagrinées, tapissées d'une quantité énorme, exceptionnelle de fongosités*

Suites parfaites.

Mais la malade qui a toujours souffert de douleurs rhumatismales mobiles continue à en souffrir à l'occasion des fatigues.

Revue en 1898. Santé excellente, sauf quelques douleurs rhumatismales.

CONCLUSIONS

1° Le groupe confus des métrites chroniques doit être aujourd'hui dissocié en deux classes distinctes par leur étiologie, par leur anatomie pathologique et par leurs symptômes.

A la première appartiennent les métrites infectieuses.

A la seconde appartiennent les pseudo-métrites et la sclérose utérine des arthritiques nerveuses.

Une troisième classe relie les deux autres, celle des métrites banales des arthritiques nerveuses.

2° La sclérose utérine des arthritiques confine à la fibromatose de l'utérus, elle coïncide souvent avec la dégénérescence sclérokystique des ovaires, avec la rétroversion et le prolapsus utérin, avec le cancer de l'utérus.

Ces diverses affections paraissent résulter d'une même dystrophie générale qui se manifeste par les autres stigmates de l'arthritisme et qui peut toucher l'appareil génital de la femme aux divers âges de sa vie, surtout à l'époque de la nubilité et à l'époque de la ménopause.

3° Le traitement que réclame la sclérose utérine des arthritiques diffère de celui qui réussit contre les métrites infectieuses.

Il consiste essentiellement dans les pratiques décongestives et orthopédiques de l'organe malade, dans les opérations partielles, conservatrices, atrophiques et, au besoin, dans la castration vaginale totale.

Contre cette forme de lésion utérine, le curettage, les cautérisations superficielles et le traitement purement antiseptique échouent ou aggravent même l'état des malades.

INDEX BIBLIOGRAPHIQUE

ABEL. — *Arch. f. gyn.*, t. XXX, Heft 2.

ARAN. — Leçons cliniques sur les maladies de l'utérus et de ses annexes. Paris, 1858.

BOUCHET (DU). — Recherches bactériologiques sur quelques cas d'infection utérine. *Thèse*, Paris, 1897.

BOUILLY. — Traitement des endométrites. *Bull. et Mém. de la Soc. de chir.* Paris, 1890.

— Manuel de pathologie externe, t. IV, 4e édition. Paris, 1894.

BOUTON. — De la métrite des vierges. *Thèse*, Paris, 1887.

BRAITHWAITE. — On a cure for incurabile metrorrhagia. *Lancet*. London, 1893, t. I, 1315.

BUMM. — *Arch. f. gyn.*, 1891, XL, 398.

CAMPE (VON). — *Verhandlung der Berliner Gesselsch. f. Geb. und Gyn.* Ianuar, 1884.

— *Zeitschr. für Geb. und Gyn.*, 1884, Band X, p. 351.

CHÉRON. — Des hémorragies utérines qui surviennent en dehors de l'accouchement. *Revue méd. chir. des mal. des femmes*. Paris, 1880, II, 129-143.

CHIARA. — Metrorrhagie recurrente gravi de causa ignota. *Ann. di Osteti.* Milano, 1884, p. 4.

COE. — Uterine hemorrage of obscure origine *Med. Rec.* N. Y. 1891, XL, 94.

COLLINET. — *Thèse*, Paris, 1887.

CORNIL. — Anat. path. des métrites. *Journal des connaissances médicales.* Paris, 1888, p. 107, 195, 196.

— Leçons sur l'anat. path. des métrites. Paris, 1889.

COURTY. — Traité pratique des mal. de l'utérus. Paris, 1872.

CURATALO. — Ricerche istologische sulle alterazioni della mucosa uterina. *Ann. di ostet.* Milano, 1891, XIII.

DALCHÉ. — Métrite interne chez une vierge. *Gazette méd. de Paris*, 1885, II, 581.

DANION. — Les hémorragies provoquées par les fibromes utérins. *Thèse*, Paris, 1892.

DAVIS. — Excessive utérine hémorragie. *Pacific M. et S.* San Francisco, 1887, XXX, 344.

DELBET. — Art. Métrites, in Traité de chirurgie Duplay et Reclus, t. VIII. Paris, 1892.

— Chlorure de zinc dans les métrites chroniques. *Annales gyn.*, janvier 1899.

DESMOULINS. — Quelques considérations sur le curettage de la cavité utérine comme traitement de la métrite hémorragique. *Thèse*, Paris, 1887.

DŒDERLEIN. — Congrès des nat. all. à Halle. *Centralblatt f. Gyn.*, 1891. n° 44, 886.

— Untersuchung über das Vorkommen von Spaltpilzen in der Lochien des Uterus und der Vagina. *Arch. f. Gyn.*, Bd. XXXI.

DOLÉRIS. — De l'endométrite et de son traitement. *Bull. et Mém. Soc. d'obst. et de gyn.* Paris, 1887, t. II, 4, 87.

— Métrite du corps. Métrite du col. *Nouvelles Arch. d'obst. et de gyn.* Paris, 1890, V, 541.

— Troubles physiologiques non inflammatoires de l'utérus (fausses métrites). *Nouvelles Arch. d'obst. et de gyn.* Paris, 1893, VIII, 49, 131, 185, 193, 241.

DUPONT. — Étude sur les métrorragies dans les fibromes. *Thèse*, Paris, 1878.

DUPUY. — Des métrorragies essentielles ou idiopathiques. *Thèse*, Paris, 1892.

EASTMAN. — The minute anatomy of chronic endometritis. *Kansas City M.* Index, 1898, XIX, 13-17.

— The minute anatomy of chronic endometritis. *Ann. J. Surg. and Gyn.* Saint-Louis, 1898-99, XI, 114-116.

ECKART. — *Centralblatt für Gyn.*, XII, n° 26, p. 426.

EICHOLZ. — Diagnostic et traitement des hémorragies utérines typiques, in-8°. Neuvied.

FAUQUEZ. — Métrite parenchymateuse chronique par arrêt de régression de l'utérus après l'accouchement. Endométrite. *Revue méd. chir. des mal. des femmes.* Paris, 1881, t. III, p. 490.

FINN. — Ueber die Veränderungen des Muskel und Bindgewebes, bei chronischer metritis. *Centralblatt f. Méd.*, 1868.

HALLÉ. — Recherches sur la bactériologie du canal génital de la femme. *Thèse*, Paris, 1898.

GALLARD. — Leçons cliniques sur les maladies des femmes, 2e édition. Paris, 1879.

— Sur la métrorragie. *Soc. de méd. et de chir. prat.* Paris, 1884, 1er vol., 295.

GERNE. — Réflexions sur les hémorragies utérines à forme névralgique. *Conc. méd.*, 1881, III, 638.

GUÉRIN (Alphonse). — Leçons cliniques sur les maladies des organes génitaux internes de la femme. Paris, 1878.

HAUSMANN. — Die parasiten der weiblichen geschlechtsorgane. *Berlin* 1870.

HERMAN. — A case of chonic hyperplastic endometritis whit remarks on the treatment of metrorrhagie. *Brit. med. d. London,* 1880, I, 729.

HUGUENIN. — Des résultats éloignés du curettage de l'utérus dans le traitement des endométrites chroniques. *Thèse,* Paris, 28 décembre 1893.

JACOBS. — Les endométrites de la ménopause. *Policlinique.* Bruxelles, 1er juin 1893.

JOUIN. — Des différents types de métrite. Paris, 1892.

KALTENBACH. — Ueber die Frage der Selbstinfection. *Centralblatt f. Gyn.,* 1889, n° 27.

KELLER. — Zur Lehre der chronischen, hyperplasierenden endometritis. *Arb. a. d. Geb. d. Geburtsh und Gyn.,* 2 Feier, Carl Ruge. Berlin, 1896.

LANDAU. — Beitrage z. path. anat. der endometr. *Arch. f. Gyn.,* 1888, XXXIV. Berlin, 165-190.

LAROCHE. — Contribution à l'étude de la métrorragie symptomatique. *Thèse,* Paris, 1885.

LAROYENNE. — Des métrites chroniques simples. *Semaine méd.* Paris, 1886, VI, 281.

LŒHLEIN. — Ueber einige Formen der endometritis corporis. *Berl. klin. Wochenschrift,* 1886, XXIII.

MARTIN (A.). — Traité clinique des maladies des femmes. Trad. franç. par H. Varnier. Paris, 1889.

MENGE. — Bactériologie des genitalkanales der nichtwangeren und nicht puerperalen Frau. Leipzig, 1897.

MONOD. — Des hémorragies utérines chez les femmes âgées. *Gaz. hebdom. des Sc. méd. de Bordeaux,* 1892, XIII, 612-625.

MORTON. — Some representativ cases of uterin hemorrh. and their treat. *Louisville Med. News,* 1882, XIII, 51.

MOUCHET. — De l'endométrite au point de vue anatomo-pathologique. *Thèse,* Paris, 1888.

MURPHEY. — Curetting for the cure of endometritis and continued hemorrh. Following abortion : report of 4 cases. *Med. Record.* New-York, 1893, XLIII, 590.

OLLIVIER. — Note sur un cas d'allongement hypertrophique du col. *Ann. Gyn.,* sept. 1881, t. XVI, p. 202.

OLLIVIER in EMMET. — Pratique des maladies des femmes. Trad. franç., p. 496.

PETIT (P.). — 190 cas de petite chirurgie gynécologique pour lésions de l'endometrium. *Ann. obst. et gyn.,* 1895.

— Diagnostic histologique des endométrites. *Nouvelles Arch. obst. et gyn.* Paris, 1889, IV, 209.

PÉRAIRE. — Des endométrites infectieuses. *Thèse,* Paris, 1889.

PICHEVIN et PETIT. — Métrorragies et lésions vasculaires de l'utérus. *Gaz. méd.* Paris, 1895, n° 47.

PINNA PINTOR. — Sulle alterazione della mucosa del utero nei processi inflammatori cronici. *Riv. di Ost.* Torino, 1896, I, 16-22.

POLAILLON. — Gigantisme utérin. *Union médicale,* 22 novembre 1887, XLIV, p. 747.

POTHERAT. — Du curettage de l'utérus dans l'endométrite et de quelques-unes de ses complications. *Revue gén. de clin. et de thérap.* Paris, 1889, 687-89.

POZZI. — Traité de gynécologie. Paris, 1892.

— Des métrites. *Médecine moderne.* Paris, 1889, I, 645.

QUÉNU. — De la transformation caverneuse de la muqueuse utérine dans certaines formes de métrite. *Bull. et Mém. Soc. chirurgie.* Paris, 1893, n. s., XIX, 613.

RAFFRAY. — Des métrites. *Thèse,* Paris, 1894.

RICHARDIÈRE. — Métrorragies déterminées par une congestion ovarienne intense. *Ann. Gyn.* Paris, 1882, XVIII, 241.

RICHELOT. — Endométrite et curage. *Ann. d'obst. et de gyn.* Paris, 1889, XXXII, 271.

— Hystérectomie vaginale contre le cancer de l'utérus et les affections non cancéreuses. Doin, Paris, 1894.

— Sur le traitement des prolapsus génitaux. *Ann. de gyn. et obst.* Paris, novembre 1896.

— Les pseudo-métrites des arthritiques nerveuses. *Bulletin méd.*, 15 mars 1899.

RUGE. — Zur Aetiologie und Anatomie der endometritis. *Zeitschrift f. Geb. und Gyn.* Stuttgart, 1880, V, 317.

SCANZONI. — Métrite chronique. Paris, 1864.

SCHMID. — Métrorragies et métrite hémorragique. *Thèse,* Paris, 1896.

SCHRÖDER. — Maladies des organes génitaux de la femme. Trad. franç., 1896.

SEMB (O.). — *Arch. f. Gyn.,* t. XXXIV, Heft 2, p. 200, 1893.

SINÉTY (DE). — Anatomie pathologique de la métrite chronique. Paris, Lauweryns, 1878, in-8°.

— Traité pratique de gynécologie, 2e édition. Paris, 1884.

SNEGUIREFF. — Hémorragies utérines. Et. diag. trait. Ed. franç. par H. Varnier. Paris, 1886.

STRAUSS et SANCHEZ TOLEDO. — Recherches microbiologiques sur l'utérus après la parturition physiologique. *Annales de l'Institut Pasteur,* t. II, 426.

STROGANOFF. — Zur bacteriologie des weiblichen genitalkanales. *Centralbl. f. Gyn.,* 1895, n° 38.

SWITALSKI. — Métrorragie intarissable. *Centralbl. f. Gyn.,* 17 août 1895.

TEILLARD-CHABRIER. — Contribution à l'étude du traitement de la métrite hémorragique. *Thèse,* Paris, 1884.

TERRILLON. — Métrite hémorragique et curage de l'utérus. *Bulletin méd.*, 3 août 1887.
— Leçons de clin. chir. Paris, 1889.
— Des hémorragies utérines et de leur traitement. *Bull. gén. de thérap.* Paris, 1890, CXIX, 49.
TREUB. — Sur la nature de la soi-disant métrite hypertrophique. *Gazette méd.* Paris, 1892, 8e s., I, 582.
TROTEWSKI. — Des métrites hémorragiques. *Thèse,* Paris, 1895.
UTER. — Einiges zur Pathologie der Mucosa corporis uteri. *Centralbl. f. Gyn.*, 1891, XV, 689.
VEER. — Some considerat. in reference to uterine hemorrhag. puerperal et non puerperal. *Tr. am. ass. obst. and gynec.* Toledo, 1893, III, 75.
VEIT. — De l'endométrite. *Zeitschrift f. Geburts.*, XIII, 2.
VERRIER. — De la métrorragie. *Med. prat.* Paris, 1882, III, 25.
WHEATON. — Microscopic section of the uterin mucous membrane, in the case of an infant suffesing from uterin hemorrage. *Tr. obst. Soc. of London,* 1892, XXXIV, 190.
WIDAL. — *Thèse*, Paris, 1889.
WINTER. — Die microorg. in genitalkanal der gesunderen Frau. *Zeitschr. f. Geb. und gyn.*, Bd. XIV, 1888.
WYDER. — Beitrage zur normalen und pathologischen Histologie der Uterus Schleimhaut. *Arch. f. gyn.*, 1878, Bd. XVII, p. 35.
— Die mucosa uteri bei myomen. *Arch. f. gyn.*, 1887, Bd. XXIX, p. 28.

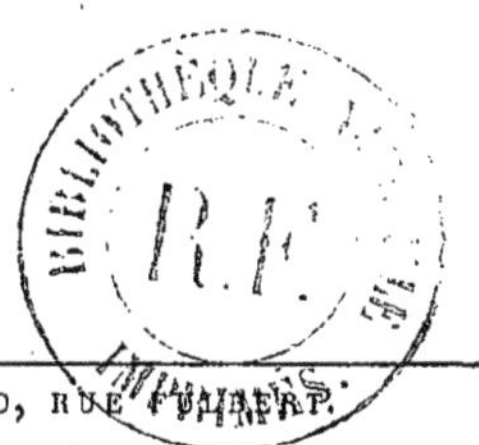

CHARTRES, — IMPRIMERIE DURAND, RUE FULBERT.

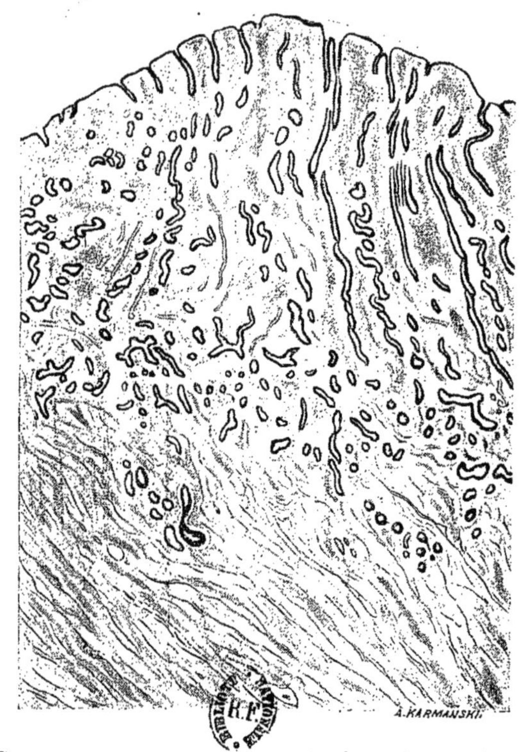

COUPE DE LA MUQUEUSE HYPERPLASIÉE D'UN UTÉRUS SCLÉREUX.

Grossissement : 15/1.

On remarque, essentiellement, la prolifération glandulaire qui est considérable ; le fond des glandes dépasse les limites de la muqueuse épaissie et s'enfonce dans le tissu musculaire sous-jacent, qui ne présente, comme caractère anormal, que de la sclérose périvasculaire.

Généralement, les lésions muqueuses sont plus frustes, moins accentuées.

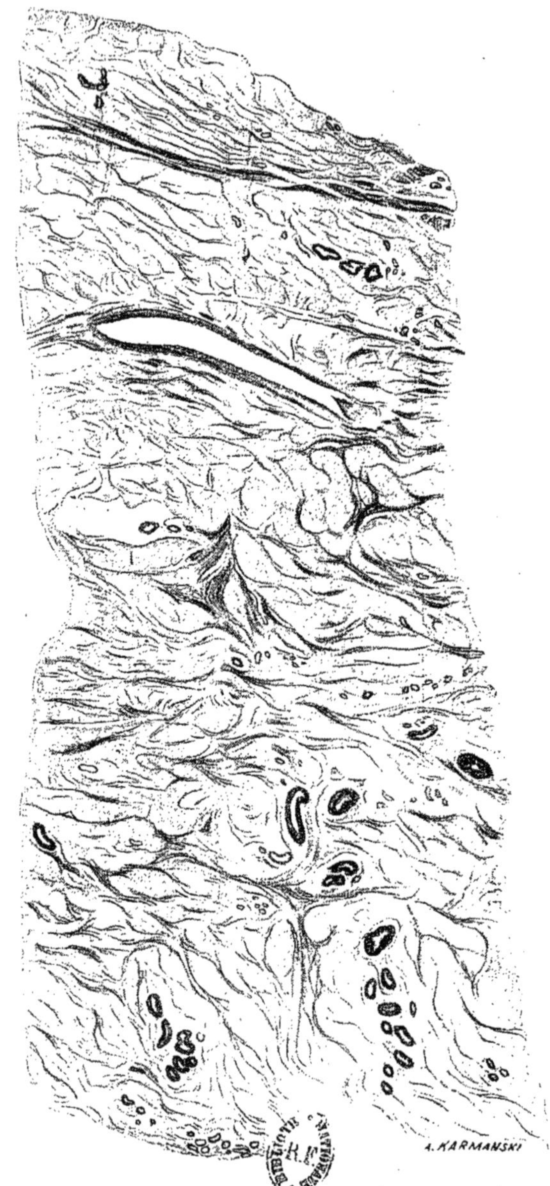

COUPE TRANSVERSALE DE LA PAROI D'UN UTÉRUS SCLÉREUX DONT L'HISTOIRE CLINIQUE EST RAPPORTÉE DANS L'OBSERVATION X.

Grossissement : 8/1.

Au haut de la figure on voit le revêtement péritonéal qui est entièrement normal. Au bas, la muqueuse n'a pas été comprise dans la coupe, mais on aperçoit le fond de quelques culs-de-sac glandulaires qui s'enfoncent dans le tissu musculaire. Le tissu musculaire, très hypertrophié, est normal; il est parsemé, surtout dans la couche sous-muqueuse et dans la couche sous-péritonéale, de vaisseaux nombreux, à parois très épaissies, entourés d'une zone de sclérose périvasculaire.

Cette figure ayant été dessinée à un très faible grossissement, on peut juger de l'épaississement énorme de la paroi utérine.

GEORGES CARRÉ ET C. NAUD, ÉDITEURS.

www.ingramcontent.com/pod-product-compliance
Ingram Content Group UK Ltd.
Pitfield, Milton Keynes, MK11 3LW, UK
UKHW020347230726
13925UKWH00003B/998

9 782019 270858